喝什么都是药

王东坡 著

中国盲文出版社

图书在版编目（CIP）数据

喝什么都是药：大字版/王东坡著. —北京：中国盲文出版社，2016.9

ISBN 978-7-5002-7397-4

Ⅰ. ①喝… Ⅱ. ①王… Ⅲ. ①饮料—食物疗法②饮料—基本知识 Ⅳ. ①R247.1②TS27

中国版本图书馆 CIP 数据核字（2016）第 241949 号

喝什么都是药（大字版）

著　　者：王东坡
出版发行：中国盲文出版社
社　　址：北京市西城区太平街甲 6 号
邮政编码：100050
印　　刷：北京新华印刷有限公司
经　　销：新华书店
开　　本：787×1092　1/16
字　　数：150 千字
印　　张：15.00
版　　次：2017 年 11 月第 1 版　2017 年 11 月第 1 次印刷
书　　号：ISBN 978-7-5002-7397-4/R・1025
定　　价：32.00 元
销售服务热线：（010）83190289 83190292 83190297

前 言

现在人们生活富裕了，越来越讲究饮食文化了。饮食也，先饮后食，可见喝的重要性并不比吃小。于是，“喝什么”与“怎么喝”受到人们的特别关注。

婴儿呱呱坠地之日就开始汲取人生的第一口营养液——母亲的乳汁，从此就与“喝”结下了不解之缘。由于流质食物比较易于肠胃吸收，便于快速调理身体，人们就愈加喜欢喝了。为了改善生活，提高生命质量，喝的东西也多样化起来。现在的人不仅喝奶、喝水、喝酒，还喝茶、喝咖啡、喝可乐，就连喝榨汁的人也逐渐多了。喝的内容越来越丰富，越来越多样化了，但喝的学问却没有得到相应的普及。喝对了有利于健康，喝得不对损害健康。这就要求人们了解并学习喝东西的知识，不然，自己的健康就要担风险。那么，如何做到科学饮用奶、水、茶、酒等各种饮品，并充分利用这些饮品进行科学养生，这就是本书要和大家分享的。

本书将重点介绍利用奶、水、茶、酒、咖啡以及各种饮品进行科学养生的相关知识。我们知道奶是营养圣品，水是生命之源，茶是百病之药，酒是百药之舟，咖啡调情益智……然而饮必得法，饮之不当则危害匪浅。比如有人喝奶易腹泻，喝水不当会中毒，过量饮酒必伤身，咖啡虽好但过饮易伤胃……所以说：喝出健康是有学问的！

本书从中医饮食养生的角度出发，以生物学和营养学知识为依据，通过经科学验证的方法，对喝奶、喝水、喝茶、喝酒、喝咖啡、喝饮料的利弊与方法进行阐述，从科学的角度探讨喝出健康的学问。全书的特色在于有理、有据、有方法，采用通俗易懂的语言，充分阐述奶、水、茶、酒、咖啡、饮料等的正确饮用理论与法则，真正做到一看就懂，学了就会用，用了就有效，使“喝出健康”成为一种时尚。

王东坡

2008 年 3 月

目 录

第一篇 喝奶

第二篇 喝水

第三篇 喝茶

第四篇　喝酒

第五篇　喝咖啡

第六篇 喝饮料

第一篇　喝奶

自从人类发现母牛的乳汁能提供营养以来，一直都在享用着牛奶这一美食。首先是游牧民族从中得到了最大的实惠，他们那彪悍、强壮的体魄，显现出肉食和牛奶的好处。如今随着生活条件的改善，即便是习惯以植物蛋白为主要营养的人们，也开始大大增加了牛奶的饮用量。牛奶的好处真不算少。牛奶能促进发育，有助减肥、美容养颜、镇静安神、抑制癌症等功效，可以说，牛奶是强身之本。然而，只有科学合理饮用，才能对人体产生积极的影响，否则，可能会影响健康。因此，如何正确喝奶也是一门学问。

最接近完美的食品

牛奶是一种营养价值极高的食品。早在南北朝时期，名医陶弘景曾说："牛羊乳食之补肾，是故北人多肥健。"《魏书》中也提到"常饮牛乳，色如处子"。明代李时珍著的《本草纲目》中有一首服乳歌，唱道："仙家酒，仙家酒，两个葫芦盛一斗。五行酿出真醍醐，不离人间处处有。丹田如若干涸时，咽下重楼润枯朽。清晨能饮一升余，返老还童天地久。"可见，人们早已认识到牛奶的营养价值。

现代研究证明，牛奶中含有丰富的营养。其中，每100克牛奶含水分87克，蛋白质3.3克，脂肪4克，碳水化合物5克，钙120毫克，磷93毫克，铁0.2毫克，维生素A 140国际单位，维生素$B_1$0.04毫克，维生素$B_2$0.13毫克，尼克酸0.2毫克，维生素C 1毫克，可供热量69千卡。

牛奶中的蛋白质组成包括酪蛋白、白蛋白、球蛋白、乳蛋白等，以酪蛋白为主，含有人体必需的8种氨基酸，其蛋白质是全价蛋白质，消化率高达98%。乳脂肪是高质量的脂肪，品质最好，它的消化率在95%以上。牛奶还含有大量的脂溶性维生素。牛奶中的乳糖是最容易消化吸收的糖类。牛奶中的矿物质和微量元素呈溶解状态，而且各种矿物质的含量比例，特别是钙、磷的比例比较合适，很容易消化吸收。牛奶还含有丰富的乳清酸，不仅能抑制胆固醇沉积于动脉血管壁，还能抑制人体内胆固醇合成酶的活性，从而减少胆固醇的产生。

牛奶中的营养成分，在未受到外界影响的条件下会正常存在于牛奶中，但是如果牛奶受到了外界环境污染，或其他因素的干扰，牛奶中的有效成分会被破坏，甚至会产生有害物质。在牛奶加工过程中，采用不同的加工方法，对牛奶中的有效成分都会产生一定的影响，只有采用合理的加工方法，才能保证牛奶的品质。

人体最佳营养素

牛奶中含有的磷脂，对促进婴幼儿大脑发育有着重要的作用。牛奶中含有维生素 B_2，有助于视力的提高。牛奶中含有钙，可增强骨骼、牙齿强度，促进青少年身体发育。牛奶中含有乳糖，可促进人体对钙和铁的吸收，增强肠胃蠕动，促进排泄。牛奶中含有铁、铜及维生素 A，有美容作用，使皮肤保持光滑、丰满。牛奶中的镁能缓解心脏和神经系统疲劳，锌能促进伤口更快地愈合。

酸奶可增强免疫系统功能，抑止肿瘤细胞增长，防止动脉硬化。酸奶中含有大量的乳酸和有益于人体健康的活性乳酸菌，能激活胃蛋白酶，增强消化机能，提高人体对矿物质元素钙、磷、铁的吸收率。

奇妙的减肥作用

奶制品含有较高的脂肪和热量，因此，许多人为了减肥而拒绝奶制品。其实，人体是否会长胖不仅仅是脂肪的问题，也与脂肪代谢和能量平衡相关。

研究显示，当膳食中钙不足时，身体会自动提高活性维生素D水平，而活性维生素D会增加胞间钙的含量，引起胰岛素释放增加，促进脂肪合成，减少脂肪分解，从而使体重增加。奶制品中丰富的钙元素，能帮助人体燃烧脂肪，促进机体产生更多能降解脂肪的酶。

除了钙以外，奶制品还含有其他对减重起关键作用的成分，例如亮氨酸有稳定血糖的作用，可进而降低食欲，达到减肥效果。

通过奶制品摄入的钙，比通过其他途径摄入的钙易吸收，因为牛奶含有促进肌肉生长的氨基酸。通常情况下，减肥所减掉的体重的1/3是肌肉。而氨基酸有助于肌肉生成，食用奶制品后，就可以更多地减掉脂肪而非肌肉。与同等程度单纯减少热量摄入相比，能减去2倍的体重和脂肪。乳制品虽然能够提供钙质，帮助肥胖者降低体重，却不会影响脂肪以外的肌肉、内脏等身体成分。如果在两餐之间和晚上多喝两杯酸奶，还能帮助体重过低的人改善营养吸收功能，使体重有所增加。

温馨提示

乳制品并非减肥药物，它本身也含有一定热量，如果额外多吃很多乳制品，同样可能引起体重的增加。如果用乳制品来取代一些低钙食品，保持一日总热量不变，就可以收到良好效果。当然，把塑身纤体大业完全寄托于喝牛奶也不是万全之策，坚持低热量饮食和运动锻炼仍然是亘古不变的瘦身真理。

白色护肤佳品

容颜美丽与否，首先表现在皮肤是否润泽、光滑，这些都跟人体摄入的营养相关。

牛奶营养丰富，含有优质的蛋白质、脂肪、维生素、矿物质，其中的 B 族维生素能滋润肌肤，有保护表皮、防裂、防皱功效，能使皮肤光滑柔软白嫩，使头发乌黑并减少脱落，从而起到护肤美容作用。牛奶中所含的铁、铜和维生素 A、维生素 E，有美容养颜作用，可使皮肤保持光滑滋润。牛奶中的乳清对面部皱纹有消除作用。牛奶还能为皮肤提供封闭性油脂，形成薄膜以防皮肤水分蒸发，另外，还能提供水分。因此，牛奶是天然的护肤品，也是“绿色护肤品”。

自古以来，不论国外国内都有用牛奶及奶制品美容的记载，如古罗马人每日用在牛奶里浸泡过的面包擦脸，认为这样会使皮肤光滑白嫩，显得年轻美貌，现在很多化妆品中也含有牛奶或奶制品的成分。

安神又抗癌

睡前喝一杯牛奶可促进睡眠。这是因为牛奶中含有两种帮助睡眠的物质，其中一种是能够促进睡眠的色氨酸，另一种则是具有类似麻醉镇静作用的天然吗啡类物质。这些物质可抑制神经兴奋，从而达到镇静安神的作用。

牛奶中含有一些天然的抗癌物质，包括共轭亚油酸、神经鞘磷脂、丁酸、醚酯等成分，以及微量的类胡萝卜素等，这些物质都具有一定的抗癌作用。其中抗癌成分共轭亚油酸简称为CLA。牛奶脂肪是自然界中CLA最丰富的来源，CLA能有效破坏人体内有致癌危险的自由基，并能迅速与细胞膜结合，使细胞处于防御致癌物质侵入的状态，从而起到防癌作用。而且牛奶中所含的钙能在人体肠道内有效破坏致癌物质，使其分解为非致癌物质，并排出体外。牛奶中所含的维生素A、维生素B_2、维生素D等对胃癌和结肠癌都有一定的预防作用。牛奶中还含有多种能增强人体抗病能力的免疫球蛋白抗体，也有防癌作用。另外，酸奶中含有一种酶，能有效缓解癌症患者因化学疗法和放射疗法所引起的副作用。

应该说明的是，牛奶有镇静安神的作用，适合于晚间睡前饮用，但不宜饮用过量。牛奶有抗癌作用，也不是饮用越多越好，只有学会科学的饮奶方法，才能收到良好的效果。

牛奶的品质

一般情况下，刚挤出的牛奶不适宜饮用，也不便于保存。因此，日常饮用的牛奶都必须经过加工，采用不同的加工方法生产出来的牛奶，具有明显的差异。目前主要采用的加工方法有：巴氏灭菌法，是在62～75℃条件下将牛奶中的有害微生物杀死，而将牛奶中对人体有益的微生物保留下来；超高温灭菌技术则是采用135～152℃的高温将牛奶中的细菌全部杀死。二者相比，前者保留了对人体有益的微生物并最大限度地保存了牛奶的口感和营养价值，而后者的优点是保质期长，常温下可以保存1个月以上，所以又叫“常温奶”，但这种保质期长是以杀死所有微生物为代价的。其他加工方法还有将牛奶干燥成奶粉，或加工成酸奶等。

从营养学角度来看，各种牛奶营养价值由高到低的顺序是：巴氏灭菌奶是金，酸奶是银，奶粉是铜，常温奶是铁。如果按包装来评价牛奶的营养价值，则屋型纸盒牛奶100分，玻璃瓶和塑料袋装牛奶90分，用原奶发酵的酸奶80分，强化型奶粉60分，用奶粉发酵的酸奶50分，常温奶40分。

因为制作屋型纸盒牛奶对原奶品质的要求最高，灌装无菌条件和保质效果也最好。玻璃瓶和塑料袋装的牛奶，受避光和防透气不良等因素的影响而打分较低。另外，牛奶有极强的吸附气味的特点，如果用塑料袋装牛奶，就难免有塑料味。酸奶比常温奶打分高，是因为它不含抗生素，并含有有益的乳酸菌。奶粉比常温奶打分高，是因为奶粉中添加了多种维生素和钙、铁、锌等矿物质元素。

购奶须知

目前，由于奶制品市场管理尚未完全规范，牛奶制品的质量问题依然不容乐观，劣质牛奶或变质牛奶在一些地方仍有存在。因此，购买牛奶时认清食品标识，显得尤其重要。

在选择牛奶之前，要看包装是否完整，并仔细阅读包装上的说明。

一要看成分，否则就不知其含奶量，也难以判断其品质。

二要看生产日期、保质期和保存条件。如果不按条件保存，即使在保质期内也有可能变质。

三要看生产厂名、地址和产品批准文号，以防假冒伪劣产品混迹其中。

四要看内在品质，牛奶如出现沉淀、结块或怪味现象，说明已经变质，不可食用。

一、全脂奶粉

全脂奶粉是把新鲜牛奶通过预热杀菌、真空浓缩、喷雾干燥、出粉冷却等步骤加工制成的。在加工时由于温度较高（喷雾干燥时温度一般在95℃以上），所以会使少量营养素（特别是不耐高温的维生素C和容易氧化的维生素E）遭受破坏。而蛋白质受热变性则利于消化吸收，所以总的说来，全脂奶粉的营养和新鲜牛奶相差不大。与鲜奶相比，奶粉体积小，含水量低（少于3%），便于运输、携带和保存。

注意冲服奶粉的水量要恰到好处，具体方法有两种：

（1）按重量计算：由于8斤鲜牛奶可制得1斤奶粉，故冲调时按1份奶粉加7倍重量的水即可复原成牛奶，但需称量，故这种方法不太实用。

（2）按体积配制：由于奶粉的表观密度（包括奶粉颗粒间隙中的空气）为0.5～0.6克/毫升，因此冲调时应按奶粉∶水＝1∶4，即一勺奶粉加四勺水的比例冲调。

二、配方奶粉

毋庸讳言，不管是鲜牛奶还是由此制成的全脂奶粉，其营养成分对小牛犊最为合适，但对婴儿就不是那么完美了。对婴儿来说，母乳才是最理想的。

近年来由于营养学知识的突飞猛进和食品加工工艺的长足进步，人们以母乳为“金标准”，对牛奶的成分进行了大幅度的改造：模拟母乳营养成分，去除了部分酪蛋白，补充了乳清蛋白，去除了大量饱和脂肪酸，增加了不饱和脂肪酸的含量，加入了适量的维生素和矿物质……经过这一番“脱胎换骨”的改造加工，就制成了母乳代替品配方奶粉，除了免疫物质以外，其他的化学成分几乎可以和母乳媲美。实践表明，配方奶粉确实比全脂奶粉更适合婴儿生长的需要。所以婴儿出生后应大力提倡母乳喂养，万一没有母乳可改吃配方奶粉。如果没有配方奶粉，才能考虑吃经过合理调配［稀释（加水）一加糖一煮沸（消毒灭菌）］的全脂奶粉。

牛奶的正确饮用方法

一般认为，早餐的热能供应占一日总热能需求的25％～30％，因此，早餐喝一杯牛奶加鸡蛋或加面包比较好。也可以在下午4时左右作为晚饭前饮料喝，除此之外，晚上临睡前喝一杯牛奶有助于睡眠，喝的时候最好配上几块饼干（肥胖者酌情慎用）。

早餐时有的人只喝牛奶，不吃其他食物，这就错了。对许多中国人来说，由于饮食习惯的原因，胃中缺乏乳糖酶，早晨空腹喝牛奶就会出现许多弊端，比如喝进去的牛奶不能充分酶解，营养成分中的蛋白质转化为能量消耗掉而得不到很好的消化吸收。有的人还可能因此出现腹痛、腹泻，这是因为体内的乳糖酶少或极少，空腹喝大量的牛奶，奶中的乳糖不能被及时消化，直接进入肠道后，被肠道内的细菌分解而产生大量的气体、酸液，刺激肠道收缩，出现腹痛、腹泻。对此，最简单有效的方法是：分多次少量饮用，每次饮用量不宜超过 100 毫升，且喝牛奶之前最好吃点东西，或边吃食物边喝牛奶，以降低乳糖浓度，利于营养成分的吸收。如此坚持 2～3 周，人体内乳糖酶一般都可以恢复，以后就不会再怕喝牛奶了。

炎热的夏季，人们喜欢吃冷冻食品，有的人还喜欢吃自己加工的冷冻奶制品。其实，牛奶冻吃是不科学的。因为牛奶冷冻后，牛奶中的脂肪、蛋白质分离，味道明显变淡，营养成分也不易被人体吸收。

人们每天要摄入 1000～1200 毫克的钙以满足机体需求，换算成牛奶的量为 1000 毫升左右。但是身体每次能吸收的钙仅有 500 毫克，所以最好不要一口气食用全天的量，而是分三次食入。当然，钙不仅仅来源于牛奶，其他食品也可以补充人体所需的钙。那么，在正常饮食情况下，每天饮用 1～2 袋牛奶（约 600 毫升）就足够了。如果需要补钙，建议早餐吃高蛋白质食品和奶制品，比如煎鸡蛋配约 40 克奶酪（含 300 毫克钙）或一杯脱脂酸奶（含 400～450 毫克钙）；另一种选择是一杯低脂肪、高纤维麦片粥，加 200 克牛奶（含 300 毫克钙）。下午想吃零食的时候，来杯酸奶或 40～60 克的奶酪（含 300～400 毫克钙）。晚上，用一杯 200 克的低脂牛奶为全天的喝奶计划画个完美的句号。

加热牛奶学问多

一、最好加热后饮用

生活中，您可能会有这样的时刻：渴了直接喝一袋牛奶，热了喝一袋冰牛奶，喝完后会感觉很舒服，同时又补充了营养，真是一举两得。但这种做法隐藏着极大的危险。

在牛奶的收集和运输过程中，难免会受到微生物的污染。按《食品卫生法》的规定，每毫升特级牛奶含菌量不超过 5000 个，甲级牛奶为 5000～10000 个。也就是说，每袋 225 毫升的特级牛奶中，含菌量可达 100 万个之多，每袋甲级牛奶中含菌量更在 100 万至 200 万。虽然其中大部分是非致病菌，但实际上难免鱼龙混杂，会含有少量致病菌。在乳品加工厂中，尽管对原料乳要进行巴氏消毒（65℃历时 30 分钟），能杀灭绝大多数致病菌，但偶尔也会有少数细菌未被杀灭，这些“漏网分子”将会利用牛奶的丰富营养，不断发展壮大。实验证明，在 0℃的环境下，原料乳能保质 48 小时，5℃为 36 小时，10℃为 24 小时，20℃时仅为 6 小时。因此在购买牛奶时要注意，如果有“超高温”字样的牛奶可放心饮用，不必加热；而其他牛奶最好加热后再饮用。

二、正确加热牛奶其实很简单

加热牛奶的正确做法应该先将牛奶煮沸（一煮沸立即离

火），然后在室温中慢慢冷却，等牛奶温度与皮肤温度（25～30℃）相近时再喝，这样不但能杀灭牛奶中各种潜藏的细菌，而且还能使蛋白变性，从而有利于消化和吸收。饮用一杯约250毫升的牛奶，用煤气灶加热的话，通常是70℃的高温煮3分钟，60℃煮6分钟即可。若用微波炉，1分钟左右就行了。

但要注意，使用微波炉加热会有温度不均匀的现象，所以在喝之前搅拌一下才不会被烫着。另外，直接把袋装奶放进微波炉加热，对人体健康会产生不利影响。如果包装材料上没有注明“可用微波炉加热”的字样，就不适宜直接放入微波炉中加热。必须先将牛奶倒入微波炉专用的容器内，再用微波炉加热。另外，在100℃以下，一般的塑料袋不会产生问题，可用100℃以下的开水烫温奶袋，使牛奶温热。

三、不提倡使用微波炉加热

因为微波的穿透力并不大，因此会造成近杯壁的牛奶已接近沸点，而中间的牛奶还是冰的，这样就达不到全面消毒杀菌的作用。而且用微波加热，往往只能控制加热的时间和微波的强度，无法事先掌握其温度（温度的高低不仅取决于微波的强度和时间，而且与牛奶的多少、杯子的形状有关），为了防止溢出，微波炉加热牛奶的时间往往偏短，所以只能用来使牛奶变暖，达不到杀菌的目的。

但是，现代快节奏的生活越来越离不开微波炉，尤其是早餐的时候，更加追求速度和便捷，用微波炉加热牛奶就成为最常见的现象。关于用微波炉热牛奶是否会破坏牛奶的营养成分的问题，关键在于加热时间的长短。因为微波炉的加热速度极快，而保存牛奶营养成分的温度不能太高。据有关资料显示，微波炉的杀菌能力主要来自热力效应和生物效应。热力效应能使细菌的细胞蛋白质受热变性凝固，导致细菌死亡。如果用微波炉加热牛奶时间过长，会使牛奶中的蛋白质受高温作用，由溶胶状态变成凝胶状态，导致沉积物出现，影响乳品质量。牛奶加热的时间越长、温度越高，其中营养的流失就越严重，主要是维生素，其中维生素C流失得最厉害，其次是乳糖。

四、不宜采用铜器加热牛奶

铜器在食具中使用已不多，但有些中高档食具中还在使用，比如铜质火锅、铜质加热杯等。铜能加速对维生素的破坏，尤其是在加热过程中，铜对牛奶中发生的化学反应具有催化作用，会加快营养素的损失。

婴儿喂奶须知

婴儿出生以后，母亲没有奶水或奶水不足，或因患有某些疾病而不能母乳喂养时，最常采用的代乳办法就是用配方奶粉或牛奶喂养。这里主要介绍牛奶喂养的相关事宜。

一、牛奶喂养的注意事项

牛奶喂养一般要注意以下几点：

1. 不必兑水

过去，在给新生儿、婴儿喂牛奶时，先让小儿吃兑水的稀牛奶，近年来这种做法已被否定。因为这种喂奶方法对小儿并不好，3个月以下婴儿肾脏功能尚未健全，如果体内水积存过多，容易导致水中毒。

2. 保留奶皮

牛奶加热过程中，常在表面上产生一层膜，人们称之为奶皮，不少人喜欢将这层奶皮丢掉。其实，奶皮内含有丰富的维生素A，对眼睛有益，不宜去除。

3. 不要过量

以牛奶为主食的婴儿每天喝牛奶不得超过1千克，否则大便中会有隐性出血，时间一长容易发生贫血。

4. 牛奶“怕酸”

用牛奶喂养的小儿，容易出现大便干结、排便困难，有的家长为了减轻宝宝的痛苦，让他们多饮果汁等饮料。其实，因喝牛奶引起的大便干结，只要酌情减少奶量，再注意多喂水，问题就会解决。让孩子经常饮用果汁易导致蛋白质等营养成分摄入不足而出现营养不良，影响他们的成长发育。

5. 不要掺米汤

有些家长喜欢在牛奶中掺些米汤、米粥，再喂给婴儿吃，这也是一种错误吃法。有人做过实验，将牛奶与米汤掺起来后置于不同温度下，结果维生素A都有很大的损失。因此，最好把牛奶、奶粉与米汤等分开喂孩子。

6. 科学保温

有些父母为了图方便，将煮沸的牛奶放在保温杯内，一旦婴儿啼哭要吃奶时，就将牛奶倒入奶瓶中喂孩子。如此确实很方便，但并不科学。即使在保温杯中，牛奶温度也会逐渐下降，牛奶中的蛋白质及糖是细菌很好的培养基。在适宜的温度下，牛奶中的细菌每20分钟就能繁殖一代，3～4小时后就可使牛奶变质，对婴儿健康威胁很大。另外，保温杯中相对恒定的温度也会对牛奶中的维生素造成破坏。

7. 不要多饮冰牛奶

很多家长图方便或怕买不到牛奶，往往一次买很多袋装鲜牛奶，然后放入冰箱内随吃随取。要知道，牛奶约在零下0.55℃即可结冰。牛奶结冰后，质量将受到严重影响。牛奶中的脂肪、蛋白质分离，干酪素呈微粒状态分散于牛奶中。即使再加热溶化，牛奶的味道也明显变薄，营养价值大大降低。因此，不要多饮冰冻牛奶。

8. 试温两法

喂婴儿牛奶前，要试一试牛奶的温度。这里介绍两种试奶温的方法：①可先滴几滴牛奶在大人手腕上，因为手腕部感觉灵敏。如果感到滴下的牛奶温度不冷不热，说明牛奶的温度大约为37℃，那就可以给孩子吃了。②把奶瓶贴在面颊部试温，如果不感到烫或冷，说明与体温接近，可以喂给孩子吃。

二、防止牛奶贫血症

所谓“牛奶贫血症”，是指婴幼儿因过量饮用牛奶，忽视添加辅食，而引起小儿缺铁性贫血。新生儿出生时从母体获得一定的铁，但满 6 个月后，就需要从食物中补充铁质。然而每 1000 毫升牛奶中仅含 0.5～2.0 毫克铁，而 1 岁的孩子每天需要从食物中摄取约 6 毫克铁。

牛奶里不仅含铁量太少，而且铁的吸收率很低。铁是造血的基础元素，铁不足则会发生缺铁性贫血。据分析，牛奶的铁含量只有母乳的 33％，同时，母乳中铁的吸收率可达 50％，而牛奶中铁的吸收率仅有 10％。同时，牛奶中钙、磷、钾含量较多，而这些矿物质可使胃内容物呈碱性；磷还可与铁结合成难溶解的物质。这些都会影响铁的吸收，从而妨碍缺铁性贫血的纠正，甚至可能加重病情。

此外，铜也是人体中多种酶的组成成分。大部分的铜元素以血浆酮蓝蛋白氧化酶的形式存在于血浆中，这种多功能的氧化酶能将人体不能直接吸收的二价铁离子，催化成可吸收利用的三价铁，以促进铁的肠道吸收率，为制造血红蛋白贮存原料。而牛奶中的铜含量也极低，1000 毫升仅含铜 0.01 毫克左右，很难满足婴儿的生理需要。这也是造成牛奶贫血症的原因之一。

牛奶中的叶酸、维生素 B_{12} 等抗贫血因子很容易损失。

目前，婴幼儿饮用的牛奶几乎都经过高温煮沸，而叶酸和维生素 B_{12} 经煮沸后，损失量可达 50%以上。维生素 B_{12} 只有在胃内黏蛋白作用下，才能被顺利吸收。由于婴儿胃内缺少黏蛋白，故单纯用牛奶喂养，势必造成叶酸和维生素 B_{12} 的缺乏，导致细胞的核酸代谢障碍，从而发生婴幼儿巨幼细胞性贫血。

因此，婴幼儿在没有母乳喂养的情况下及断奶以后，应当适当添加辅食，饮食多样化。只要按科学的喂养方法行事，牛奶贫血症是可以得到预防和纠正的。

牛奶是许多药品的“雷区”

牛奶是很多药品的“雷区”，如降压药、强心药、抗精神病药物等。这些药品如果和牛奶同时服用，可减弱药效，降低疗效。服药一定要遵从医嘱，看禁忌说明。

但是，在服用安痛定、阿司匹林等止痛药前，喝一杯牛奶，则可以保护胃肠道。原因是这类止痛药对肠胃刺激大，可使得胃酸分泌过多，进而造成胃黏膜不同程度的损害。长期服用止痛药，轻者会引起胃肠轻微糜烂、胃溃疡，重者会导致出血、胃穿孔等。而牛奶属碱性食品，可在胃中形成保护层，减少止痛药对胃黏膜的刺激。因此，在服用对胃黏膜有损伤的药物前，可以先喝点牛奶。

温馨提示

服用止痛药前后，吃过甜或过酸的刺激性食品，会使胃酸分泌增加，加重对消化道的损害。另外，服用索密痛、优散痛、安痛定、散利痛等含氨基比林的止痛药，忌食腌肉、咸菜等腌制食品，以防药物中的氨基和腌肉中的亚硝酸钠结合，生成有致癌作用的亚硝胺。

糖尿病人如何喝奶

牛奶营养丰富，对于病后体虚具有很好的补益作用，但是对于一部分病人来说，牛奶不能乱喝，要讲究科学饮用。

有人说牛奶中含有糖，不适合糖尿病患者饮用。这个观点是不对的。牛奶本身含糖量低，主要含有大量的水分、优质的蛋白质、适量的脂肪、丰富的微量元素和维生素。每100克牛奶与等量的苹果所含的热量相同，糖尿病患者完全可以喝牛奶。

糖尿病患者多缺钙，尤其是老年患者，牛奶中含有丰富的钙，且人体易吸收。每日喝100～200毫升牛奶，对钙的补充有很大意义，因其含糖量低，对血糖影响不大。每100克牛奶所含热量高于等量的主食所含热量，故每日食用量不宜过多，且应酌减主食量。

人到老年，身体器官的功能因其结构的退行性改变而发生变化。老年糖尿病患者发生糖代谢紊乱，并伴有脂肪、蛋白质代谢紊乱，因此对营养的要求也有其自身的特点。牛奶中含有多种人体必需的营养素，对老年糖尿病患者而言，是一种理想的食品。因此，多喝牛奶对身体健康大有益处。另外，有轻度肾功能损害的老年糖尿病患者常喝牛奶，肾脏的排泄功能可以得到改善。

如今，市面上供应的乳制品除有一般的纯牛奶、脱脂奶外，还有专供糖尿病患者食用的富含葡萄糖耐量因子的降糖奶粉，这种奶粉能调节血糖，预防和改善糖尿病及并发症，堪称老年糖尿病患者的首选食品。

糖尿病患者饮用牛奶时不能加白糖或红糖，否则会导致血糖的迅速升高而加重病情，影响糖尿病的治疗效果。另外，因为红糖含有一定的草酸，会使牛奶中丰富的蛋白质发生凝胶或沉淀，所以不仅会引起腹胀，而且会影响人体对铁、铜等微量元素的吸收。

糖尿病患者每天饮用牛奶的时间应根据各自的习惯而定。如在早晨饮用，应伴随进食谷类食品，可以起到营养素互补的作用。少数糖尿病患者饮用牛奶后，因体内缺乏乳糖酶而容易发生腹胀、腹痛或肛门排气增加，如果采用少量多餐的方式或把牛奶稍加热后再饮用，可以减轻上述症状。

另外，要正确认识饮奶量的问题，并不是牛奶营养价值高，是天然食品，就可以每天大量食用，这种认识是不科学的。建议糖尿病患者选用低脂牛奶，每次200毫升左右。喝牛奶的时间以白天为好，可在用餐前补充，也可在餐间补充。但不提倡糖尿病患者睡前喝牛奶，因为这在不同程度上会影响血糖、血脂及体重的控制。

不宜喝牛奶的人

食品营养没有好坏之分，关键是因人而异。即使牛奶再好，也有不适合饮用的人群，有以下情况的人不宜喝牛奶。

1. 经常接触铅的人

牛奶中的乳糖可促使铅在人体内吸收积蓄，容易引起铅中毒。因此，经常接触铅的人不宜饮用牛奶，可以改饮酸奶，因为酸奶中乳糖极少，多已变成了乳酸。

2. 对乳糖不耐的人

有些人的体内严重缺乏乳糖酶，使摄入人体内的牛奶中的乳糖无法转化为半乳糖和葡萄糖供小肠吸收利用，而是直接进入大肠，因此使肠腔渗透压升高、大肠黏膜吸入大量水分。此外，乳糖在肠内经细菌发酵可产生乳酸，使肠道 pH 值下降到 6 以下，从而刺激大肠，造成腹胀、腹痛、排气和腹泻等症状。乳糖不耐受者可以服用乳糖酶，它能帮助消化吸收食物中的乳糖，或者喝酸奶，酸奶中的绝大部分乳糖已转化为乳酸，大部分乳糖不耐受人群都能接受。硬奶酪几乎不含乳糖，也很易消化。

3. 对牛奶过敏的人

有人喝牛奶后会出现腹痛、腹泻等症状，个别严重过敏的人，甚至会出现鼻炎、哮喘或荨麻疹等。应该说明的是，过敏是因为个体对牛奶中的某些成分不适应而造成的，首先要调整过敏体质，才能改变过敏状态。并不是所有的人对牛奶都会产生过敏，要防止对牛奶过敏论的夸大。特别应注意区分乳糖不耐受和过敏的不同症状。

4. 反流性食管炎者

牛奶有降低下食管括约肌压力的作用，从而增加胃液或肠液的反流，会加重食管炎。因此，这类病人要少喝牛奶，特别是晚上不宜喝牛奶。

5. 做过胃切除手术的人

腹腔手术对病人体内的乳酸酶会产生影响使其减少，饮奶后，乳糖不能分解就会在体内发酵，产生水、乳酸及大量二氧化碳，使病人腹胀。腹腔手术时，肠管长时间暴露于空气中，肠系膜被牵拉，使术后肠蠕动的恢复延迟，肠腔内因吞咽或发酵而产生的气体不能及时排出，会加重腹胀，可发生腹痛、腹内压力增加，甚至引起缝合处胀裂，腹壁刀口裂开。胃切除手术后，由于手术后残留下来的胃囊很小，含乳糖的牛奶会迅速地涌入小肠，使原来已不足或缺乏的乳糖酶更加不足或缺乏。

6. 肠道易激综合征患者

肠道易激综合征是一种常见的肠道功能性疾病，特点是肠道肌肉运动功能和肠道黏膜分泌黏液对刺激的生理反应失常，而无任何肠道结构上的病损，症状主要与精神因素、食物过敏有关，其中包括对牛奶及其制品的过敏反应。

7. 胆囊炎和胰腺炎患者

消化牛奶中的脂肪，必须有胆汁和胰腺酶参与，牛奶加重了胆囊与胰腺的负担，易使胆囊炎和胰腺炎患者的疼痛症状加剧，因此，胆囊炎和胰腺炎患者不适宜饮用牛奶。

8. 平时有腹胀、多屁者

腹胀、多屁等症状虽不是牛奶引起的，但饮用牛奶会使这些症状加剧，因此，平时有腹胀、多屁者不宜多饮牛奶。

牛奶美容食疗方

牛奶中含有多种维生素，对皮肤有滋润、美白、防皱等多种功效。想要减肥时，低脂、脱脂牛奶或酸奶是饮食首选，不仅蛋白质含量高，而且所含热量也不高。

1. 润肤养颜牛奶饼

【原料】牛奶1000毫升。

【制法】将牛奶放入锅内，用慢火加温，不久牛奶上生成一层奶皮。此时，把火关小，将奶皮细心捞起不要弄皱。冷却后奶皮会变得硬一些。捞后再将牛奶加温，又生成奶皮，将奶皮捞起。反复多次，待奶成水即止。

【服法】用奶皮包果酱食用。

【功效】养心血，美容颜，白肌肤。

2. 润肤养颜木瓜奶

【原料】木瓜360克，鲜牛奶两杯，白糖适量，碎冰块适量。

【制法】取新鲜熟透木瓜，去皮、籽，切成大块。将木瓜块、牛奶、白糖及适量碎冰块放入果汁机中，打碎成浓汁，即可饮用。

【功效】润肤养颜。

【注意事项】脾胃虚寒者禁用。

3. 隆胸丰乳花生奶

【原料】花生米100克，枸杞20克，银耳30克，牛奶1500毫升，冰糖适量。

【制法】①将银耳、枸杞、花生米洗净。②锅上火，放入牛奶，加入银耳、枸杞、花生米、冰糖煮，花生米烂熟时即成。

【服法】喝汤吃银耳、枸杞、花生。

【功效】花生、牛奶营养丰富，对人体有利。可益气养血，气血虚弱所致乳房扁平的女性，可常食用。

4. 防止脱发牛奶汁

【原料】麦胚芽1大匙，蛋黄1个，牛奶180毫升，紫菜汁1小匙，蜂蜜2小匙。

【制法】把少量牛奶和紫菜汁充分混合后，将全部原料放入果汁机，打碎成浓汁即成。

【功效】对皮肤干燥有皱纹、便秘都有效，剧烈运动后可饮一杯。

5. 香口固齿牛奶鸡蛋

【原料】牛奶250克，鸡蛋2个，红糖20克，熟猪油10克。

【制法】将锅置中小火上，注入牛奶，牛奶烧至八成热时，把鸡蛋磕入，慢慢煮沸，加入红糖，将蛋黄煮熟后，再加入熟猪油溶化即成。

【功效】滋阴养血、长骨固齿，经常食用有利于牙齿的保健。

6. 隆胸丰乳牛奶鸡

【原料】嫩雌鸡1只（重约750克），牛奶400克，姜片1块，精盐等调味品。

【制法】鸡去毛及内脏，洗净后可切开或整鸡放入砂锅内，加水、姜及牛奶，放火上炖3小时左右，即可加调味品食用。

【功效】营养丰富，有较好的丰胸作用。

7. 滋润皮肤炒鲜奶

【原料】牛奶150克，鸡蛋清350克，熟猪油、葱姜末、精盐、味精、水淀粉、香油各适量。

【制法】①将鸡蛋清磕入大碗内，用筷子慢慢搅匀，随即倒入部分牛奶，加精盐、味精、水淀粉搅匀，调成鲜奶汁。②净锅内加入熟猪油，用小火烧至五六成热时，用葱姜末爆锅，倒入鲜奶汁，用手勺慢慢推匀，将成块时，沿锅边淋入少许熟猪油，继续推炒至鲜奶凝结成块，淋入香油拌匀，盛入盘中即成。

【功效】滋润皮肤，令女性皮肤光滑细嫩。

【注意事项】牛奶、蛋清添加比例要掌握好，蛋清过多会缺乏软糯感，过少会影响牛奶结块。

牛奶治病食疗方

中医学认为，牛奶味甘性微寒，具有生津止渴、滋润肠道、清热通便、补虚健脾等功效。把牛奶进行适当加工，或和其他食物一起进行调配，可制成各种食疗药方。

1. 补脾牛奶粥

【原料】牛奶 250 毫升，大米 150 克，白糖适量。

【制法】先将大米文火煮成粥，加入牛奶、白糖搅拌，充分溶解即成。

【服法】早晚温热服食。注意保鲜，勿变质。

【功效】可补虚损，健脾胃，润五脏。适用于虚弱劳损、气血不足、病后虚羸、年老体弱、营养不良等。

2. 补血奶枣粥

【原料】牛奶 250 毫升，大枣 25 克，大米 150 克。

【制法】先将大米与大枣同煮成粥，然后加入牛奶搅匀即可。

【服法】早晚温服。

【功效】可补气血、健脾胃，适用于过劳体虚、气血不足、面色萎黄、缺铁性贫血等。

3. 补肾牛奶汁

【原料】粳米 60 克，炸核桃仁 80 克，生核桃仁 45 克，白糖 12 克，牛奶 200 毫升。

【制法】把粳米洗净，浸泡 1 小时捞出，滤干水分，和核桃仁、牛奶加少量水搅拌磨细，用漏斗过滤取汁，将汁倒入锅内加水煮沸，加入白糖搅拌，待糖溶后即成。

【服法】空腹饮用或早晚佐食均可。

【功效】补脾肾，润燥益肺，适用于咳嗽、气喘、腰痛及津亏肠燥、便秘等，并可作为病后体虚、神经衰弱、慢性支气管炎、性功能低下、老年便秘患者的膳食。

4. 润肠蜂奶汁

【原料】牛奶 250 毫升，蜂蜜 100 克。

【制法】牛奶、蜂蜜混合煮沸。

【服法】每天早晨空腹服用 1 次。

【功效】润肠通便，用于治疗习惯性便秘，大便燥结。

5. 止呕姜奶汁

【原料】鲜牛奶 200 毫升，生姜汁 5 毫升，白糖适量。

【制法】牛奶、姜汁混合煮沸后，加入白糖调匀。

【服法】早晚温服。

【功效】和胃止呕，可治疗食道癌、胃癌等导致的反酸、呕吐、嗳气等。

6. 养胃白及奶

【原料】牛奶250毫升，蜂蜜50克，白及粉6克。

【制法】牛奶、蜂蜜、白及粉混匀，煮沸。

【服法】早晚温服。

【功效】养胃止痛，治疗胃阴不足和胃、十二指肠溃疡。

7. 姜韭牛奶羹

【原料】韭菜250克，生姜250克，牛奶250毫升。

【制法】韭菜、生姜捣烂，用干净纱布绞汁，加入牛奶煮沸。

【服法】早晚温服。

【功效】温胃止痛，适用于胃寒性胃溃疡、慢性胃炎、胃脘疼痛、呕恶等症。

8. 香姜牛奶汁

【原料】公丁香2粒，姜汁1茶匙，牛奶250毫升，白糖适量。

【制法】公丁香、姜汁、牛奶共同煮沸，捞去丁香，加入白糖少许调味饮用。

【服法】早晚温服。

【功效】散胃寒，降逆气，止呕吐，适用于疳积瘦弱、食之即吐的患儿。

牛奶美容嫩肤六步法

如果皮肤容易干燥无光泽，可以用牛奶敷面，连续一周，面部就会变得娇嫩，充满动人光泽。具体方法如下：

第一步，彻底清洁面部。用温水加上洗面奶轻轻洗干净脸部，油性肌肤要注意控油。

第二步，用磨砂膏磨去额头、鼻翼、下巴等位置的死皮，请勿大力，要轻轻用指腹按压。

第三步，将当归粉末、蜂蜜、牛奶、鸡蛋清等调匀至呈膏状，仔细均匀敷于面部和脖子等部位。

第四步，仰躺 30 分钟，可以在房间内播放一些自己喜欢的轻音乐，闭目养神，等待面膜干透。

第五步，用温水轻轻洗去面膜，面膜干结处，千万不要用手去抠，要用水缓缓淋于面部，待面膜软化后，方可用水洗干净。

第六步，用棉花球蘸上温热牛奶，仔细擦洗面部和脖子。晚上睡觉前，可以不再使用化妆品。到第二天起床时，再洗去脸上和脖子上残余的牛奶。

如此操作，坚持一周一定会见到显著的润肤效果。

自制牛奶面膜

众所周知，喝牛奶、沐牛奶浴都是通往“肤如凝脂”的捷径，而适当地利用牛奶自制面膜，也未尝不是美眉们的法宝！

1. 牛奶舒缓晒伤皮肤

牛奶不单能给肌肤营养，而且基于酶的作用，亦有消炎、消肿及缓和皮肤紧张的功效。当享受完日光浴后，若发觉面部因日晒而灼伤出现红肿，可利用牛奶来护理。

首先，以冻牛奶来洗脸，然后整张脸敷上浸过牛奶的面膜纸，或以薄毛巾蘸上牛奶敷在发烫的患处。假使全身都有疼痛感觉，不妨浸一浸牛奶浴，这样便能使受日光损伤的皮肤得以舒缓，减少痛楚及防止炎症的产生。

2. 去皱美白牛奶面膜

方法一：将 3 匙牛奶和 3 匙面粉拌匀，调至呈糊状，涂满脸部，待面膜干后，以温水按照洗脸步骤仔细清洗。此面膜一星期最多只能敷两次，太过频繁对肌肤反而不好。

方法二：取 1 汤匙牛奶，加数滴橄榄油和少量面粉拌匀，敷在清洁的脸上，干后以温水清洗。此面膜具有减少皱纹、增加皮肤弹性的功效。

方法三：将 50 克草莓捣碎，以双层纱布过滤，取汁液调入1小杯鲜牛奶中，拌匀后取草莓奶液涂于面部及颈部并加以按摩，保留奶液于面颈约15分钟后清洗。据记载，此美容奶液为瑞士护肤古秘方之一，能滋润清洁皮肤，具有温和的收敛作用，同样有防皱功效。

3. 美白祛斑牛奶面膜

方法一：将1匙牛奶、2匙双氧水、3匙面粉及少许水仔细搅拌均匀，然后用软刷子涂匀面部，待面膜完全干后，再以温水清洗掉。制面膜的水以不含杂质的蒸馏水为佳，敷用时应避免触及眉毛和眼睛。

方法二：日常单以牛奶敷面，只要持之以恒，一星期敷1～2次，亦可使肌肤光泽细白。具体做法是：将牛奶倒进洁净的洗面盆内，然后以薄毛巾浸奶敷在脸上，待面上的牛奶完全干透，再等几分钟后以水清洗即可。

4. 消除眼水肿牛奶面膜

牛奶具有收紧肌肤功效，若早晨起床发现眼皮水肿，可用适量牛奶和醋加开水调匀，然后在眼皮上反复轻轻拍按3～5分钟，再以热毛巾敷片刻，眼皮水肿即可消失。

如果想用简单一点的方法，可先将两片化妆棉浸以冻牛奶，然后敷在水肿的眼皮上约10分钟，再用清水洗净便可。

酸奶的选择与饮用

酸奶对于不习惯喝牛奶的人来说，确实是一种不错的饮品，但是在品种繁多的“酸奶”、“酸酪乳”、“妙酸乳”、“乳酸菌饮料”和“酸乳饮料”面前，消费者常会感觉困惑不已。那么什么样的产品才叫做酸奶，酸奶怎样喝才能发挥其保健功效呢？

一、酸奶的选择

按照国家标准，酸奶属于发酵乳，是以牛奶为原料，接种乳酸菌发酵剂之后，按特定工艺制成的酸味乳制品。产品外观为细腻的胶冻状或黏稠液体。

按照原料不同又分为：纯酸奶，其中蛋白质含量≥2.9％；调味酸奶以及果料酸奶，其中蛋白质含量≥2.3％。按照外观不同，也可以分为两个大类：凝冻状的叫做凝固型酸奶，黏稠液态的叫做搅拌型酸奶，其中含有少量果汁、果肉以及增稠胶体等配料。

按照成品的脂肪含量，酸奶可分为全脂酸奶、部分脱脂酸奶和脱脂酸奶三类。需要控制脂肪和胆固醇的消费者可选择食用脂肪含量低的酸奶。

另外，一些产品呈液态，内容物比较稀，蛋白质含量≥1.0％，这类产品是牛奶加水、糖、香精、酸味剂或发酵剂制成的，叫做酸乳饮料或乳酸菌饮料，但不能叫做酸奶。

因此，只要看到产品包装上注明蛋白质含量≥2.3％，内容物黏稠或呈冻状，就可以基本断定它属于酸奶。酸奶中应当含有足量的活乳酸菌，不得含有任何致病菌。由于发酵剂中乳酸菌的菌株不同，添加的配料不同，各品牌酸奶产品的风味和口感会略有差异。

选购酸奶时，首先要注意包装上的说明，选择蛋白质含量≥2.3%的产品。酸奶的含脂量高则饱腹感强、风味醇美，因此，对于少年儿童和青年人来说，只要没有肥胖症，无须顾忌其脂肪含量。高血脂的中老年人可以选择低脂酸奶。不加糖的酸奶升高血糖非常缓慢，因此糖尿病人也可食用酸奶，但应选择无糖酸奶。肥胖者也应当选择无糖酸奶。

凝固型酸奶应当呈细腻均一的凝冻，乳清析出量较少。搅拌型酸奶的黏稠度主要取决于其中是否添加增稠胶质，与其品质没有直接关系。这些胶质均为可食物质，如明胶、果胶、卡拉胶、羧甲基纤维素等，其中绝大部分属于天然物质，对健康没有任何危害，甚至还可以起到补充膳食纤维的作用。

二、含 LGG 益生菌的酸奶

LGG 为鼠李糖乳杆菌 Lactobacillus rhamnosus GG 的简写。1983 年，LGG 由美国北卡罗来纳州立大学的两名教授（Gorbach 和 Goldin）自健康人体中分离出来，并获得专利。LGG 益生菌主要功能有：平衡和改善胃肠道功能，增强人体自身免疫能力；促进双歧杆菌和嗜酸乳杆菌生长；预防和帮助治疗腹泻；预防呼吸道感染；排出毒素；预防龋齿；预防过敏等。

LGG 在耐胃酸和胆汁方面的性能非常突出，可以活体进入人体肠道。而其他大部分益生菌种在进入肠道前就已经因胃酸和胆汁的作用而死亡。如普通酸奶中保加利亚乳酸杆菌在pH3.0条件下，半小时后活菌数降为原来的5%左右，1小时后活菌数降为原来的0.5%左右。对双歧杆菌而言，30℃、pH4.0对其存活有较大影响，2小时后活菌数可降低70%～90%以上，pH2.0时则衰减更快。嗜酸乳杆菌的情况与双歧杆菌相似。

LGG可以定殖在人体内长达2周之久，能有效改善和调整人体胃肠道菌群群落，对人体健康非常有益。能否定殖于人体对于一种益生菌的生理作用发挥将有很大的影响，而其他大部分益生菌种均不能定殖于人体。

三、酸奶的保存

酸奶可在4℃条件下保存14天以上，因为酸奶中的乳酸菌具有抑制有害菌和腐败菌生长的作用。在4℃冰箱当中，酸奶中的乳酸菌数量会缓慢下降，14天后活菌数大约降至原来的1/10左右。因此，应当尽量选择新鲜出品的酸奶。需要特别注意的是，要尽可能缩短酸奶在室温下的放置时间，如在较高温度下存放，乳酸菌的死亡速度会大大加快，酸奶的保健效果将大打折扣。同时，因为乳酸菌高温下产酸过多，酸奶风味将变得尖锐过酸。但变酸的酸奶仍然是安全可食的，只有产生酒味和霉味的酸奶才是受有害菌污染了，万不可继续食用。

四、科学饮用酸奶

酸奶的食用量因情况而异，正常饮食的人每天饮用1～

2 杯酸奶（250～500 克）为好。对于青少年来说，早晚各一杯酸奶，或早上一杯牛奶，晚上一杯酸奶是较为理想的。但这并不是说酸奶的饮用量不能加大。胃口不好、饮食不调、身体虚弱、肠道有感染而不能正常进食的人，每天可以适当多饮用酸奶，以吸收其中的营养物质，调整胃肠功能，并提高身体抵抗力，促进肠道感染的痊愈。

有些人特别喜爱酸奶，往往在餐后大量喝酸奶，这可能造成体重增加。这是由于酸奶本身含有一定能量，饭后喝酸奶就等于额外摄入这些能量，可能引起体重上升，因此，特别喜爱饭后喝酸奶的人应当注意适当减少食量，或者减少其他零食和水果，以取得能量供应的平衡，保持体重稳定。

总的来说，除了饥饿感很强的时候之外，酸奶可以在任何时候饮用。餐前喝酸奶可以在一定程度上抑制饥饿感，也可以为人体补充营养。很多人说饭前不能喝酸奶，理由有三个：一是空腹喝酸奶蛋白质会被浪费；二是乳酸菌在胃酸很强的条件下会死亡，妨碍其保健效果的发挥；三是酸奶中的乳酸对胃有刺激作用。实际上，这三个理由都不能证明空腹绝对不能喝酸奶。首先，普通甜味酸奶当中含有 7%的蔗糖和 3%左右的乳糖，它们可以为人体提供热量，而蛋白质含量仅仅 2.5%而已，因此空腹喝酸奶时，酸奶中的蛋白质并不会被浪费。而且，除了饥饿感很强的时候，饭前的胃中并不一定是完全排空的，胃酸含量也不一定很高，因此乳酸菌未必被全部杀死。即便乳酸菌大量死亡之后，部分保健作用可能受到一些影响，但是总的营养价值基本不受影响。有研究证明，乳酸菌的菌体碎片和提取物仍然有一定的保健作用，喝了总比不喝要好。

我国生产的酸奶酸度比西方国家的低一些，糖分比较多，加上其中蛋白质和胶质的保护作用，并不会对健康人的胃造成很大的刺激。因此对于胃肠功能正常的人来说，饭前喝酸奶并无妨碍。但也有一些人不能空腹喝酸奶，如有胃溃疡、胃酸过多等疾病者要特别注意。受冷容易腹痛者，不要喝刚从冰箱里拿出来的酸奶，要放在室温下，等半小时再喝，这样就不会感觉不适了。

五、药物与酸奶

有人提出服用抗菌素时不能喝酸奶，其实，服用抗菌素会引起肠道菌群紊乱，还会降低免疫力，更要经常服用酸奶来调整菌群平衡，提高人体抵抗力。在停药之后，继续饮一段时间的酸奶，可以大大减轻抗菌素的副作用，恢复人体正常菌群平衡。

服用维生素、矿物质等营养素药品可以用酸奶来送服。酸奶含有脂肪、糖和蛋白质成分，对营养素有保护和促进吸收的作用。然而，其他药物不可用酸奶送服，特别是服用含有重金属元素的药品和含有碱性物质的药品，一定不要用酸奶送服。

六、自制酸奶

制作酸奶的原料有牛奶和乳酸菌。乳酸菌可从酸奶中提取，二勺凉酸奶中的乳酸菌足可将半升牛奶制成酸奶。制作过程是：先将牛奶进行消毒，必须煮5分钟（要想制成浓酸奶，则需文火把牛奶熬至原来体积的2/3）；而后盖上布，降温至47℃；接着，加入乳酸菌混合搅拌；然后将其倒入事先消毒过的保温容器内，置于不通风处，6个小时不要碰它；待它乳化并浓缩后，放入冰箱一个半小时即成。

酸奶制成后，从中取出少许放在一密封无菌的容器内，并存放在冰箱里，作为下一次制酸奶所需之乳酸菌菌种。

酸奶制成后的第一周，相当滑嫩可口，后逐渐浓稠变酸，所以应尽早喝掉。保存酸奶的最佳处是冰箱。

为使酸奶合乎你的口味，可加入香精、盐、甜酒、薄荷等配料，且应在食用前一两个小时内加入，否则会导致酸奶发酵失败。

羊奶的营养与喝法

羊奶在国际营养学界被称为“奶中之王”，羊奶的脂肪颗粒体积为牛奶的1/3，更利于人体吸收，并且长期饮用羊奶也不会引起发胖。羊奶中的维生素及微量元素含量明显高于牛奶，美国、欧洲的部分国家把羊奶视为营养佳品，在欧洲鲜羊奶的售价是牛奶的7倍。专家认为患有过敏症、胃肠疾病、支气管炎症或身体虚弱的人以及婴儿更适宜饮用羊奶。

与牛奶相比，喝羊奶的人较少，很多人闻不惯它的味道，对它的营养价值也不够了解。其实，早在《本草纲目》中就曾提到："羊乳甘温无毒，润心肺，补肺肾气。"中医一直把羊奶看作对肺和气管特别有益的食物。现代营养学研究发现，羊奶中含有200多种营养物质和生物活性因子，其中蛋白质、矿物质及各种维生素的总含量均高于牛奶。羊奶中乳固体含量、脂肪含量、蛋白质含量比牛奶高5%～10%。羊奶中的12种维生素的含量比牛奶要高，特别是维生素B和尼克酸均高1倍。每100克羊奶的天然含钙量是牛奶的2倍，但羊奶的铁含量较牛奶低。羊奶中的蛋白质、矿物质，尤其是钙、磷的含量都比牛奶略高；维生素A、B含量也高于牛奶，对保护视力、恢复体能有好处。和牛奶相比，羊奶更容易消化，婴儿对羊奶的消化率可达94%以上。

此外，羊奶中维生素E含量较高，可以阻止体内细胞中不饱和脂肪酸氧化、分解，延缓皮肤衰老，增加皮肤弹性和光泽。而且，羊奶中的上皮细胞生长因子对皮肤细胞有修复作用。上皮细胞生长因子也可帮助呼吸道和消化道的上皮黏膜细胞修复，提高人体对感染性疾病的抵抗力。对于老年人来说，羊奶性温，具有较好的滋补作用。对于脑力劳动者来说，睡前半小时饮用一杯羊奶，具有一定的镇静安神作用。由于羊奶极易消化，晚间饮用不会成为消化系统的负担，也不会造成脂肪堆积。

许多国家都把羊奶作为重要的奶源。由于我国生产规模较小，生产技术尚不够发达，羊奶价格较贵、供应有限。

温馨提示

很多人对羊奶的膻味敬而远之。其实，只要在煮羊奶的时候放几粒杏仁或一小袋茉莉花茶，煮开后，把杏仁或茶叶渣去掉，基本就可以除掉膻味。

马奶的营养与喝法

马奶性味甘凉，含有蛋白质、脂肪、糖类、磷、钙、钾、钠、维生素A、维生素B_1、维生素B_2、维生素C、尼克酸、肌醇等多种成分，具有补虚强身、润燥美肤、清热止渴的作用。这些成分参与人体新陈代谢，具有调节人体生理功能，提高人体免疫力及防治疾病的作用，不饱和脂肪酸和低分子脂肪酸对预防高胆固醇血症、动脉硬化有良好作用。《随息居饮食谱》指出，马奶“功同牛乳而性凉不腻”。多饮马奶，能强身健体、延缓衰老。马奶中丰富的维生素和矿物质容易被人体消化吸收。而且，马奶中只含1.5%的脂肪，比牛奶的脂肪含量少了一半。

一、酸马奶

马奶分为生熟两种，生马奶即鲜马奶，熟马奶即酸马奶。

酸马奶由马奶发酵制成，含有丰富的维生素、微量元素和多种氨基酸，具有强身、治疗各种疾病的功效。实验及临床研究证明，酸马奶对高血压、冠心病、肺结核、慢性胃炎、肠炎、糖尿病等疾病的预防和治疗作用非常明显，尤其对伤后休克、胸闷、心前区疼痛疗效显著。

远在六朝时期蒙古族酵制酸马奶的技术和酸马奶用于治病之事即已驰名中外。14 世纪《饮膳正要》中详细记载了酸马奶：其性轻而温，味甜、酸、涩。酸马奶具有增强胃火、助消化、调理体质、促进精华与糟粕的分解、柔软皮肤、活血化瘀、改善睡眠、解毒、补血等功效。

1. 酸马奶的制法

酸马奶通常于每年的 6～9 月份酿制为好，选择质量好的马奶为发酵底物。制法是先用 1000 克正宗的发酵牛奶作起子，与等量的马奶混合放入大石缸内，每天搅拌 10 多次，缸口用干净纱布盖好，3～5 天后缸内的奶的颜色变为淡青色，逐渐隆出沫子，香气扑鼻，品味酸而香甜。这是真正的酸马奶的起子。然后按 1:10 的比例把酸马奶起子与新鲜马奶放入大缸内拌搅。每天加 4 次鲜奶，每次拌搅 10 多下，3～5天后就可饮用。

2. 酸马奶的保健作用

马奶发酵成酸马奶时产生 0.5％～1％的乳清酸和 1％的低密度乙醇。乳清酸能抑制肝脏合成胆固醇，有降低血液中胆固醇总量、扩张血管、降低血压的作用。低密度的乙醇也有降低胆固醇、防止动脉硬化的作用。酸马奶对胃肠道疾病、肺结核等肺部疾病、高血压、冠心病、神经衰弱、神经性头痛、坏血病、老年性腰腿疼痛、贫血、月经不调、痔疮、便秘等均有良好的治疗作用。

服用酸马奶治疗各种疾病的疗程可分为14天、21天和28天。一般每天服用酸马奶上午2次、下午2次，每次250～400毫升。服量多少依自己的身体情况决定，以服用后多汗多尿为见效。服用期间要补充营养，如新鲜羊肉及羊肉汤等，禁止饮红酒及吃酸辣等刺激性食物，防止雨淋及感冒。

3. 酸马奶的保存

酸马奶要放在通风阴凉处，或将缸底部埋入土中60厘米深，周围泼洒凉水，保持温度在10℃左右。酸马奶内不要加盐、碱，防止变质，也不要用铁、铝、铜等容器盛放。

二、马奶酒

马奶酒性温，有驱寒、舒筋、活血、健胃等功效，被称为紫玉浆、元玉浆，是“蒙古八珍”之一，曾是元朝宫廷和蒙古贵族的主要饮料。忽必烈还常把它盛在珍贵的金碗里，犒赏有功之臣。

每年七八月份草肥马壮，是酿制马奶酒的季节。勤劳的蒙古族妇女将马奶收贮于皮囊中，加以搅拌，数日后便乳脂分离发酵成酒。随着科学的发展，生活的富裕，蒙古人酿制马奶酒的工艺日臻完善，不仅有简单的发酵法，还出现了酿制烈性马奶酒的蒸馏法。六蒸六酿后的奶酒方为上品。

由马奶发酵酿成的马奶酒，不但清凉可口，富有营养，还能起到滋脾养胃、除湿、利便、消肿等作用，对治疗肺病效果更佳。

第二篇 喝水

喝水跟吃饭一样，是人体的本能，是生来就会的。饿了吃饭，渴了喝水，似乎已经是再习惯再熟悉再明白再清楚不过的事了。其实并不是那样，水中也蕴涵着很大的学问。让我们一起来看一看，水在人体内的作用，水的代谢过程，什么水对人体最合适，怎样才是正确的喝水方式。

奇妙的代谢过程

一般情况下，水占成人体重的60%～70%。年龄越大体内水分比例就越小，婴儿体内水分含量约为80%，老年人由于体内脂肪和纤维组织增多，这些组织中的水分含量较少，约为40%，甚至更少。人体内水分多存在于肌肉中，约占人体水分的43.4%；其次是皮肤中，占20.6%；血液中的水分只占人体水分的6.5%。那么，这么多的水在人体内是怎么进行代谢的呢?

一、水的摄取

正常情况下，人体获取水分的途径是摄取食物中的水分，一天约为700毫升。其次是营养成分分解的代谢水，约为300毫升。三大营养成分蛋白质、脂肪、糖在细胞内的代谢过程中都能生成水。100克蛋白质可生成39毫升的水，100克脂肪可生成106毫升的水，100克糖可生成56毫升的水。此外，人有意识地适量饮水平均每天为1000毫升。这样合计每天有1500～2000毫升的水进入体内。

二、水的调节

对健康的人来说，体内是否需要增加水分，是通过下丘脑的渗透压感受中枢和口渴中枢进行协调的。下丘脑的渗透压感受器，是体内水分不足的受感结构。体内水分不足时，血液的渗透压上升，当渗透压增高的血液流到丘脑下部感受血液渗透压的神经核时就会生成抗利尿激素（ADH），这种激素被送至脑垂体再进入血液中，然后进入肾脏，促使肾脏增加对水分的继续吸收，从而减少水分的排泄，降低血液渗透压。同时，下丘脑的口渴中枢受到血液渗透压上升的刺激，就会向大脑皮层传送口渴的信号，使喉咙产生口渴的感觉，引起饮水的欲望，从而使人体通过饮水达到降低渗透压的作用，使体内水液恢复平衡。

三、水的排泄

水的排出称为无感排泄，平时自己感觉不到。即使在感觉不到出汗的情况下，人体每天为散发体热的自然出汗和呼气排去的气体水，合计约为 800 毫升，大便排泄的水约为 100 毫升，为排出体内废物必须由尿排出的水量约为 700 毫升，合计约达 1600 毫升，这是保持健康状态的必要量化指标。另外，根据饮入量多少，水作为尿被排出体外，保持了人体水摄入和排出的平衡。

水的生理作用

水是人体所需的七大营养素之一。那么，水对于生命来说主要作用有哪些？通过对生命现象的分析，可以发现水在体内的作用表现在以下几个方面。

1. 媒介作用

人的各种生理活动都需要水参与，水可溶解各种营养物质，糖、脂肪、蛋白质、维生素、矿物质等要成为悬浮于水中的胶体状态才能被机体吸收利用；人体分泌的胆汁、胰液、胃液、肠液等中的各种激素、消化酶等，都要通过水运载，帮助人体实现对食物的吸收、消化、代谢等工作。水在血管、细胞之间川流不息，把氧气和营养物质运送到组织细胞，再把代谢废物排出体外。如果体内水分不足，不能把体内的废物排出体外，就会产生尿毒症。总之，人的各种代谢和生理活动都离不开水。

2. 调节体温

水在体温调节上起到一定的作用。人体中的水分以两种方式起着调节体温的作用。其一是水具有很强的吸热能力，可以吸收体内产生的热量。如果人体内产生的热量不能被水吸收，体温就会马上超过40℃。而在天冷时，由于水能贮备热量，人体才不致因外界温度低而使体温发生明显的波动。其二是水蒸发散热的作用，人体出汗和呼吸都会排出一些水分。当环境温度高于体温时，人就靠出汗，使水分蒸发带走一部分热量，来降低体温。如果天气炎热，人在阳光下暴晒，就会使体内水分大量丢失，出现高热、口渴，甚至昏厥等中暑症状。

3. 润滑作用

水还是体内的润滑剂。它能滋润皮肤，皮肤缺水，就会变得干燥失去弹性，显得面容苍老。水还以体内一些关节囊液、浆膜液的形式存在，可使器官之间免于摩擦受损，且能转动灵活。如果这些液体不足，就会出现关节病变，产生疼痛和运动受限等症状。眼泪、唾液也是相应器官的润滑剂。如果唾液、眼泪分泌量不足，就会产生口、眼干涩等症状。

4. 治疗作用

水是世界上最廉价最有治疗能力的奇药。矿泉水和硬水的保健和防病作用，主要是因为水中含有对人体有益的成分。当感冒、发热时，多喝开水能帮助发汗、退热、冲淡血液里细菌所产生的毒素；同时，小便增多有利于加速毒素的排出。此外，大面积烧伤以及发生剧烈呕吐和腹泻等症状，体内大量丢失水分时，都需要及时补充水分，以防止严重脱水，加重病情。

5. 美容作用

水对于皮肤的健康与美丽起着至关重要的作用。皮肤健美的第一个条件就是皮肤的滋润，第二个条件是皮肤的弹性，而这两个重要条件的实现，都离不开水。皮肤自我保养的原则，就是要供给皮肤充足的水分，这不仅可以防止皮肤因脱水而干燥、紧缩，同时水分经皮肤吸收后，还能填补皮肤的皱纹。另外，水分能帮助体内废物及时代谢，对那些皮肤粗糙、易生粉刺的人来说，多喝水无疑是美容去病的良药。

什么才是优质水

过去人们都认为品质第一的水是山水，其次是江水，最后是井水。山水以乳泉漫流的为最好，泉涌湍流的不能饮用；江水则取远离村寨的为好。以现在情况来说，由于人们在山上开矿、建厂，一般的山水已经被污染，只有少数原始山水稍好一些；目前，江水水质已大为下降，污染严重，根本不能说是好水；至于井水，同样，随着地下水位的下降和污染，能饮用的也已经不多了，另外还有一些井水本身就不能饮用。

一、口感≠品质

人们多从自身的状况、习惯、居住环境等方面来选择喜欢的饮用水。其实，水的口感是由溶于水的矿物质种类及其含量的多少等因素决定的。例如，有人习惯饮用含钙质稍高的水，并认为这是可口的水。但是如果这种优质水含氟过多，易导致牙齿松动脱落。而另一些人习惯饮用含钙质低的水。但是这种水往往含铁质较多，即常说的有一股“铁锈”气味的水。相比较而言，含矿物质低的水口味较好。此外，还有含盐分的水和含有微量镁元素的水，这种水均有股苦涩味。

所以说，即使是可口的水，如果不利于健康，就不应该认为是优质水。倘若人们不了解这一事实，自认为家里井水好喝，而饮用了实际上已被污染的水，就会生病。

二、健康饮用水的七条标准

一般来说，有益于人体健康的理想饮用水必须满足七条标准：

（1）不含任何对人体有毒、有害及有异味的物质；

（2）水的硬度介于30～200之间（以碳酸钙计）；

（3）人体所需的矿物质含量适中；

（4）pH值呈弱碱性，介于7～8；

（5）水中的溶解氧及二氧化碳含量适中；

（6）水分子团小；

（7）水的营养生理功能强。

这七条标准也可以简略归纳为三点：其一，健康的饮用水应该是没有污染的水，即无毒、无害、无异味；其二，健康的饮用水应该具有生命活力，即水的硬度要适中，水分子团小；其三，健康饮用水应该符合人体生理营养需要，即含有一定的矿物质，pH值呈中性或弱碱性。

三、不同水饮料不同功效

由于自然界的水受到了污染，人们已经喝不到天然可口的水，于是各种水饮料应运而生，所谓“矿泉水”、“纯净水”、“磁化水”等等。目前，全国各类饮水生产企业已成千家之势，由于激烈的市场竞争，加上在开发、生产、营销过程中缺乏统一的标准制度，致使水饮料产品鱼龙混杂，质量参差不齐，广大消费者较难甄别。那么，对于当前市场上出现的众多饮用水，人们应该如何选择呢？只有对这些水进一步了解，才能作出正确的选择。

1. 天然矿泉水

国家标准规定的天然矿泉水，首先不应含有对人体有害或有损身体健康的物质；其次必须含有一定量对人体有益的特征性微量元素，如锂、锶、锌、溴、碘、偏硅酸、硒、溶解性总固体等界限指标，至少必须有一项达到国家矿泉水标准规定的量值，否则不能称为天然矿泉水。

天然矿泉水以其含有各种常量和微量的矿物质元素而受到欢迎。但研究结果表明：一般情况下，人体所需的元素，只要通过合理饮食、均衡膳食就可以满足机体需要，人们不必也不宜盲目补充。如果人体并不缺乏某元素而过量补充，则将适得其反。因此，补充微量元素必须有明确的针对性，听从医嘱。

2. 矿泉水

矿泉水是指地下深层流经岩石的水，含有一定的微量元素，对人体的新陈代谢有促进作用。但是，矿泉水的微量元素含量比较单一，并不能为人体提供全面、均衡的矿物质。经常饮用这种水，会导致某些元素过量，并在血液、细胞中沉积，致使微量元素代谢失调，增加肾脏负担，易产生肾结石、胆结石和尿道结石等。

3. 磁化水

磁化水是模拟地球磁场剧变以提高水的能态而制成的水。通过磁场的能量打破长链水分子团，提高水的活性和能态以及水对营养的输送能力。但是，这种水一旦离开磁场就会又回到原来状态，并不能达到磁化目的。

4. 纯净水

纯净水是一种经过特殊过滤装置多层过滤产生的饮用水。纯净水几乎去除了水中所有的杂质，是水的本来面目，对人体的好处是多方面的：

（1）溶解度高，与人体细胞亲和力最强，有促进新陈代谢的功效。

（2）能消除人体消化系统中的油腻，消除血管壁上的血脂，降低胆固醇，对高血压、动脉硬化、冠心病患者有好处。

（3）服药时饮用纯净水有助药物充分溶解、吸收，从而提高疗效，又可使药的残余物及时排出。

（4）可滋润皮肤，有利美容。

（5）可延缓乙醇的吸收，有解酒作用。

（6）纯净水是富氧水，能活化细胞及内脏功能，增强人体免疫力和抵抗力。

但是，纯净水并不是最好的水。纯净水过滤掉水中的有害、有毒物质的同时也过滤去了对人体有益的矿物质。长期饮用纯净水会影响人体内的酸碱平衡，影响神经、肌肉和多种酶的活性，减弱人体免疫力。青少年处于生长期，不应长期只饮用这种水。

5. 生态水

生态水是从天然无毒的麦饭石、天青石、木鱼石等矿石中经高温注氧和变强磁场处理而得到的浓缩水，再加以纯净水稀释而制成的饮用水。其中含有30多种与生命相关的元素，有10多种对生命起催化剂或动力作用的生命动力元素络合离子，是具有高能态的活水。

6. 太空水

太空水本是科学家从海鸥吸水、吐水的过程中得到启发后，按照人体渗析原理研制而成的。宇航员们遨游太空时，在与外界隔离的状态下依靠自身循环获取饮水。这种太空水成为热爱健康者的追求目标。因而，许多水饮料生产企业将其产品取名“太空水”、“活力水”，这些产品一般都以饮用水为原水（也有以矿泉水为原水的），通过蒸馏或其他方法提纯，除去水中有毒有害物质、细菌及大部分溶解性离子而制成食用蒸馏水。

这些水饮料大多经过加热、杀菌等处理，即便如此，这些水也并不是最好的水。因为水中的细菌繁殖很快，开封的饮料水饮用最长时限也就是二三天。过此期限，水质自然改变，会产生有害物质。

家庭中的饮水安全

可以说，现在我们已经很难找到真正的优质水、安全水，这是由人类的过度开发和污染造成的。人们往往自觉或不自觉地做出一些破坏水源的行为，比如向水中排放各种废物、农药、化肥、垃圾、油污等等，即便是地下十多米的水，也免不了遭到污染，进而对人体健康产生不良影响，导致怪病百出。目前发现，至少有50种疾病源自不符合标准的饮用水。美国环保专家和卫生机构的权威人士发出警告：自来水中存在20余种致癌物质，至少9%的膀胱癌和18%的直肠癌与饮用水有关。美国不同地区1%～8%的婴儿有轻度神经系统损伤和记忆力丧失等疾病。发展中国家有一半人患有与饮水有关的疾病，每年大约有2.5万人因此而死亡。饮用水正变得越来越不安全，滋养生命的水正在变成传播各种疾病的载体。

目前，城市居民的家庭饮用水主要有自来水、瓶装水和桶装水等几种。自来水是由自来水厂供应的。自来水厂从水源将水取来，经过沉淀、过滤、消毒等一系列净化消毒处理，使水质达到国家规定的饮用水卫生标准后，通过城市供水管网，将合格的自来水送到千家万户。它含有很多有益的微量天然化学成分，如铁、锌、铜、镓、钠、钙、镁、磷、硒、碘、氟、氯、碳酸根、重碳酸根、硫酸根等等。其中重碳酸钙和重碳酸镁所形成的硬度通称为水的暂时硬度。这些物质在水中经过煮沸后，就会转变成碳酸钙和碳酸镁从水中沉淀出来，在水壶底部形成灰白色沉淀，这就是水垢。

通常情况下，深层地下水的暂时硬度较高，地面水或浅层地下水的暂时硬度较低。如果一个地区的自来水是以深层地下水为水源，则煮沸后水垢就多；如果以地面水或浅层地下水为水源，则煮沸后水垢较少，甚至没有。水的硬度对人体健康是有利还是有害，这个问题至今尚无科学定论。有些专家通过流行病学调查认为水的硬度高，能保护心血管系统，是有益的。但也有不同意见，有人认为水的硬度高会在体内形成结石，但这也缺乏科学实践的依据。总之，只要不超过国家标准，水中暂时硬度高还是可以容许的。

瓶装水有两类，一类是矿泉水，另一类是纯净水。矿泉水是指含有某种化学成分较高的水。矿泉水中含有钾、钠等元素，可以给体内补充一些有益成分。而纯净水是将自来水再经过净化处理的水。这类水很清洁，不仅有害成分已被除掉，很多有益成分也随之除去。长期单一饮用纯净水，就会减少对机体有益成分的摄入量。

桶装水也是将自来水经过净化处理后装入特制的水桶中，然后通过饮水机倒出来饮用。桶装水的消毒通常没有瓶装水彻底，所以保质期较短，不能久存，否则会滋生致病微生物，甚至生长藻类。

在购买瓶装水和桶装水时，应透过瓶壁或桶壁查看，以检查水质是否清亮透明，有无悬浮物在水中；还可把瓶子倒过来检查一下有无沉淀物。如发现有任何异常情况，则不应购买。且应购买那些已通过质量认证厂家的产品，而不要贪小便宜随意在小摊上购买一些品牌不清楚的瓶装水。

要说安全放心的水，首先应该是自来水。虽然说自来水有时也存在污染，但那只是偶有发生。另外，由于自来水中含有消毒用的氯气，闻起来会有不好的味道，加上管道的污染等，国内的自来水是不能直接饮用的。不过，经过加热，并煮沸3分钟后，自来水中的氯气味就会消失，冷却到10℃时口感也会很好。

对于自来水用户来说，居民应保持水龙头的清洁，净水管和节水器应定期清洗或更换；有二次供水设备的楼房，应由专人管理高位水箱，经常检查，定期清洗；居民如发现自来水有异味、异物或异色，应立即通过居委会或物业管理部门向有关单位及时反映，及时采取措施，以免污染进一步加重。自来水厂对水源水的质量应定期检验，对净化消毒的程序应严格执行，对出厂水的水质必须严格检查。

总之，饮用水的卫生问题关系到每个居民的健康，只有居民和有关单位、部门共同努力，才能真正保证各类饮用水的质量。要保证家庭中的饮水安全，就要从根本做起，净化水源，不乱扔垃圾。也只有这样，我们的子孙才有可能喝上天然的优质水。

喝什么水最好

随着水污染事件的曝光，人们对饮水问题越来越关心。喝什么水最好呢?

1. 纯净水不一定是健康水

干净水、安全水、健康水是三个不同的概念，而现在不少消费者却将三者混为一谈了。干净与安全主要是针对水污染而言，健康是针对人体健康来讲。水的干净、安全是健康水的前提，但干净、安全不等于健康。目前市场上的纯净水，就是将天然水经过若干道工序，进行处理、提纯和净化。纯净水在制作过程中，一方面去除了对人体有害的病菌、有机物和某些有毒元素；另一方面，也去除了对人体健康有益的微量元素和人体必需的矿物质。

人类并不是超自然的特殊生物，人类的健康取决于从饮水或食物中摄取的营养物质。这些营养物质是由许多化学元素构成的，例如氧、氢、氮、钙、磷、钠、钾等。它们在人体内的含量很大。这些元素不仅构成人体的各种细胞、组织和器官，而且还有许多特殊的生物学功能。有些微量元素，如锌、硒、氟等，在人体中虽然微量，但是它们是维生素、激素、酶中不可缺少的组成成分，起着特定的生物学功能。

饮水是人体从自然界中摄取钾、钙、镁等无机元素的重要途径。比如，钾是细胞内的主要阳离子，对维持细胞的正常结构和功能，起着重要作用。人体缺钾表现为无力、麻木、腹胀，严重的能引起心肌损害。钙是构成人体骨骼的主要成分，血液中也含有一定的钙，儿童缺钙会影响发育，成人缺钙会引起骨质疏松，血钙过低会引起骨骼肌兴奋，产生抽搐症状，还会引起高血压等病症。在低氟饮水地区，因氟不足，人们常出现龋齿。人体需要的氟，主要来源于饮水。当饮水含氟量少于0.5毫克/升时，龋齿患病率高达70%～90%；当饮水含氟量为0.5～1毫克/升时，龋齿患病率为40%；当饮水含氟量高于1.5毫克/升时，龋齿患病率在10%以下。但含氟量过高的水对人体也是有害的。

所以，经常饮用纯净水会影响人体钾、钙、镁以及锌、硒、氟等元素的摄取，日久必然影响健康。

2. 自来水不一定是安全水

自来水的问题目前在国外也是争论的焦点。我国自来水的国家标准仅有38项，远远低于世界卫生组织制定的135项。2001年卫生部颁布了《生活饮用水卫生规范》，其中很多指标都与国际接轨。但总的来说，我国自来水尚属于较低标准的安全水。

现在自来水使用的消毒剂依然是氯制剂，虽然氯制剂对人体健康没有影响，但是由于水中存在大量的有机物，有些有机物与氯结合形成一些氯的副产物，对人体健康影响很大，有些甚至有很强的致癌性。中国人喜欢喝开水，挥发性有机物可通过煮沸，随着蒸汽挥发掉；但有些消毒剂副产物形成的有害物毒性会随着煮沸时间增长而增加。

如今，我国水源污染程度逐渐加重，特别是水中有机物、环境激素、藻类等污染越来越引起人们的关注。水源水质越差，自来水厂的处理负荷越大。此外，自来水中由于含有一些杂质，因此口感受到一定影响。例如藻类含量高，水中就有一些土腥气；氯制剂用量高，水中就有漂白粉味。

总的说来，健康的饮用水包括三个方面：（1）饮的水要健康；（2）饮水方式要科学；（3）饮水设备要安全。

3. 白开水是最好的水

日常生活中，白开水才是最好的水。因为经过煮沸的白开水中，不含消毒用的氯化物，水中的异味能通过煮沸来去除。正常饮水以10℃左右的凉白开口感为最好。研究表明，温开水能提高脏器中乳酸脱氢酶的活性，较快降低累积于肌肉中的疲劳素——乳酸。如果是患病的人，多喝白开水既可以补充因发烧、呕吐、腹泻等症状而消耗的大量水分，又可加速细菌、病毒的排泄，有利于恢复身体健康。每天早晨起床后，饮一杯白开水或淡淡的蜂蜜水，可以清洗胃肠，刺激胃肠活动，增进消化功能，扩充血容量，稀释血液，促进血液循环，对保持身体健康有好处。

每天该喝多少水

饮水有利身体健康的观点已越来越被人们所接受。这里说的饮水不是渴了就喝水，而是要建立起科学的饮水观念。如果盲目补水，甚至有可能出现虚弱无力、心跳加快、痉挛、昏迷等“水中毒”症状。

在正常情况下，健康的成年人一般每天要补充大约2500毫升水，才能使人体内的水保持平衡，也就是摄入量和排出量基本相等。人体主要从三个方面获得水的补充：一是食物中的水，如米饭、馒头、粥、菜肴、水果中所含的水，每日大约1000毫升；二是饮品中的水，每日大约1200毫升；三是代谢过程中所生成的水，平均约300毫升。如体内失水2%，人将有口渴感；失水达15%～20%，就会危及生命。

一个人一天内到底喝多少水才合适？其计算公式如下：成人体重每千克应补充35～40毫升水。也就是说，体重50千克的人每天应补充1750～2000毫升水。这个补水量也包括从汤类、水果和蔬菜等食物中获得的水分。

由于人的年龄、性别、体型的差别，饮水量并不是固定不变的。当然，天气炎热时饮水量得增加，天冷时应适当减少。但是冬季供暖季节，由于气候干燥，也要注意及时补充水分，保持水的平衡。正在哺乳期的妇女需要喝更多的水。大吃大喝后也得注意补充水分。高烧病人更要补水。

由此可以看出，每天一般成年人单纯饮水量（除食物中水），大约在1200毫升左右。正常情况下，应在早、中、晚餐前约一小时空腹饮水，每次250毫升。如果天气炎热，或者是参加运动，消耗体内水分时，应增加饮水量，使丢失的水分能及时得到补充。此外，一日三餐最好佐有稀饭或菜汤，每餐喝汤水500毫升左右，这样才能保证人体起码的需求量。

平时除了口渴时表示体内缺水外，健康的人还可以通过观察尿液颜色来判断是否需要补充水分。尿液的正常颜色应该是淡黄色，如果颜色太深就必须多补充水分；若颜色很浅就表示体内水分尚足。

温馨提示

一天最低饮水量不能少于500毫升，但也不要超过3000毫升。对于糖尿病、肝硬化、肾脏疾病者，每天需要补多少水最为适宜则需根据病情而定，饮水不当会加重病情，甚至危及生命。

早晨喝水好处多多

许多老年人都有晨起锻炼身体的习惯。早晨确实是锻炼身体的好时光，但劝您不要起床太早，因为凌晨四五点钟是人体基础代谢水平最低时段，此时锻炼身体，不仅难以调动机体的积极因素，还易诱发疾病出现。也不要起床后马上出去锻炼，人体经过一夜睡眠休息后，由于呼吸、排尿和皮肤的蒸发，体内水分丢失很多，致使血容量不足，血液黏稠度增高，微循环瘀滞。在这种状态下运动极易诱发心脑血管疾病，尤其是患有高血压、心脏病的人更应注意。

晨起饮水就可以改变这些不利因素。此时人体的胃肠正处于排空状态，饮用的水可以很快被吸收并渗透至细胞组织内，使机体补充充足的水分，血液循环恢复正常，微循环畅通，同时促进肝肾功能代谢，并清洁体内垃圾，从而提高机体的抗病能力，大大降低心脑血管疾病的发病率。

饮水的方法很简单，每天晨起后饮用新鲜温开水500毫升。如果开始时一次喝不下500毫升水，没关系，慢慢来，先从200毫升喝起，逐渐适应后再增加，直到体内需要量为500毫升止。喝水速度要稍缓慢，以不感到胃胀为宜。因为人体睡眠时胃肠蠕动很慢，也处于休整状态，所以要给胃肠一个适应的过程。饮水后运动量不宜太大，要根据年龄和自身状况选择运动量和运动方式，一般不主张运动到汗流浃背，以身体微出汗为宜。

关于饮水养生，有人主张，早晨喝一杯淡盐水，晚上喝一杯蜂蜜水。有人提倡，清晨喝杯蜂蜜水，睡前喝杯凉开水。还有人提出“养生一日三杯水”，即清晨一杯蜂蜜水，午休以后喝杯淡茶水，睡前喝杯普通的白开水。那么，究竟哪种方法更好呢？早晨可以喝凉开水，或者喝一杯淡蜂蜜水也是可以的。理由有两点：

其一，人经过一夜的睡眠之后，体内大部分水分已被排泄或吸收了。这时，清晨空腹饮一杯蜂蜜水，既可补充水分，又可增加营养，还能起到促进排便的作用。而早晨喝淡盐水是不利于保健的，因为在正常情况下，人体内的钠一般不会缺乏，如果每天早晨喝一杯淡盐水，久之，体内的钠含量过高，有可能导致高血压、肾炎等疾病。只有在重体力劳动或剧烈运动后，出汗过多导致钠盐丢失时，才需要适量喝些淡盐水，以补充水分和电解质。

其二，睡前喝一杯凉开水比喝一杯蜂蜜水更利于养生保健。蜂蜜的主要成分毕竟还是糖类，因此不宜每晚睡前喝。晚上喝一杯凉开水是有必要的，因为有的人白天饮水不够，晚上喝杯水除了能适当补充一些水分，还能起到爽口、清咽、止咳的作用，更重要的是为机体一整夜的新陈代谢准备充足的水分。人体内只有水分充足，组织细胞的代谢活动才能得以充分发挥。另外，午休后喝一点淡茶水也是值得提倡的，这样可以解除午饭时的油腻，并且能提神醒脑，使下午能有精力更好地工作。

不宜日常饮用的水

日常生活中，有很多水是不能饮用的，否则会对人体造成损害，主要有以下几种。

生水：生水含有多种细菌、病毒和寄生虫卵，尤其是在河水、湖水中含量更多，人喝了易发生感染。

千滚水：久饮这种水，会干扰人的胃肠功能，出现暂时腹泻、腹胀。

蒸锅水：就是经过多次反复使用的水，这种水亚硝酸盐浓度很高。常饮这种水，会引起亚硝酸盐中毒；水垢经常随水进入人体，还会引起消化、神经、泌尿和造血系统病变，甚至引起早衰。

不开的水：饮用未煮沸的水，会导致患膀胱癌、直肠癌的可能性增加21％～38％。

日常喝水技巧

人们每天都要喝水，水该怎么喝？其中也有一定的技巧。

一、给喝水定个时间表

每天八杯水，听起来很简单，但很难坚持。对于上班族，最好是制定一个一天中的“喝水时间表”，帮你轻松达到“饮水指标”。例如：

6:30，经过一夜睡眠，身体开始缺水，起床先喝250毫升温开水，可帮助肾脏及肝脏解毒。

8:30，清晨从起床到办公室的过程，身体无形中会出现脱水现象，等到了办公室后，先给自己一杯至少250毫升的水。

11:00，在办公室里工作一段时间后，再给自己一天里的第三杯水，补充流失的水分，有助于放松紧张的工作情绪。

12:50，用完午餐半小时后，喝一些水，可以加强身体的消化功能。

15:00，喝一杯淡茶水可以解除午后工作的疲劳，并能提神醒脑。

17:30，下班离开办公室前，再喝一杯水，增加饱足感，吃晚餐时自然不会暴饮暴食。

22:00，睡前半小时至一小时再喝上一杯水，不过别一口气喝太多，以免夜晚上洗手间影响睡眠质量。

二、喝水五大原则

中国人喝水普遍存在一些误区，因此还应注意掌握五大原则。

1. 一次喝完

指一口气将一整杯水（200～250毫升）喝完，而不是随便喝两口，这样才可令身体真正吸收使用。

2. 喝好水

白开水是最好的水，也不妨选择优质的矿泉水。

3. 喝暖水

冰水对胃肠功能不利，喝暖开水则有助于身体吸收。

4. 空腹喝水

空腹时喝水，水会直接流入消化道中，并被身体吸收，且能收能放。

5. 养成习惯

上班族因怕频上洗手间而放弃喝水，长此下去，膀胱和肾都会受损害，容易引起腰酸背痛。所以，一定要养成饮水习惯。

三、旅途中的喝水方法

旅途中往往需要补充水分，如何才能有效地补充而又不伤身体，这也是一种技巧。

第一，要喝适量的淡盐水。在旅途中喝一些淡盐水，可以补充随汗液排出而带走的无机盐。最简便的办法是：在500毫升饮用水里加上1克盐，并适时饮用。这样既可补充机体需要，同时也可防电解质紊乱。

第二，喝水要多次少量。大量出汗后，不要马上大量饮水。饮水过猛会增加心脏、肾脏负担，产生“水中毒”。可先稍稍用温开水润润嗓子，过一会儿再适量补充水分。

第三，尽量避免喝温度过低的水。旅行者最好不要喝5℃以下的水，过冷的水会刺激胃，引起胃功能紊乱，造成腹痛和腹泻等症状。喝10℃左右的淡盐水比较科学。

第四，不要喝太烫的水。过烫的水会损伤口腔和食道的黏膜，经常喝过烫的水，易导致黏膜炎症。

第五，饭前不要大量饮水。饭前大量饮水会增加肠胃负担，冲淡胃液，因而影响食欲和消化。

第六，临睡前不要大量饮水。临睡前喝过多的水，易出现水肿，同时会增加排尿次数，影响睡眠。

病人如何喝水

部分特殊疾病患者，由于机体代谢发生改变，或脏腑功能失常，对饮水量有特殊要求，比如糖尿病、肝病、肾炎病人的饮水，应当作出合理的安排。

一、糖尿病人的夏季饮水

人体在夏季对胰岛素的敏感性增高，促使胰岛素的分泌量比其他季节多，是一年中人体内血糖水平最低的时期。所以，有一些糖尿病患者认为，夏天血糖相对正常，为了解暑降温，于是便开怀畅饮，喜欢吃一些刚从冰箱里拿出来的凉食，或喝凉水。同时，糖尿病人在夏天出汗比常人要多，体内水分的流失量很大，糖尿病人当然要注意多饮水。

但是糖尿病人饮水最好有度，不宜一次大量饮水，否则过多的水分在身体里容易导致水和电解质的不平衡，有诱发糖尿病非酮症高渗性昏迷的危险。而且，糖尿病人本身抵抗力差，夏季消耗大，体质就相对较弱，而喝凉水很容易造成胃肠不适、急性胃肠炎，引起腹泻，导致脱水、电解质紊乱等情况，这样会使血糖升高，甚至诱发糖尿病急性并发症。

因此，糖尿病人在夏季应该根据情况适度增加饮水，但不要暴饮，更不要喝凉水，防止发生意外。

二、肝硬化病人的饮水

由于肝硬化病人体内水液代谢异常，多数患者会出现腹水，而且病人对水、钠耐受情况和利尿反应各不相同。一般将肝硬化腹水病人分为三种类型，根据不同类型，指导其适当饮水。

Ⅰ型：多是初发少量腹水。经卧床、限钠、停利尿药处理后，在数天至 2 周发生自发性利尿，腹水逐渐消退。此型病人的血钠＞130mEq/L（毫当量/升），尿钠 50～90mEq/24h（毫当量/24 小时），尿钠/尿钾＞2，自由水清除率（CH2O）＞1 毫升/分，肾小球滤过率（GFR）和肾血浆流量（RPF）均正常。提示患者对水、钠均耐受。治疗时用抗醛固酮类利尿剂可加速腹水消退，患者可以适当饮水，不必完全限制水、钠摄入。

Ⅱ型：多为中量腹水，常在摄入过多钠盐时发生。经限钠、停利尿药处理后并不发生自发性利尿。此型患者的血钠＞130mEq/L，尿钠 40～50mEq/24h，1＜尿钠/尿钾＜2，CH2O＞1 毫升/分，GFR 和 RPF 在正常范围。抗醛固酮类利尿剂，或联合使用排钠利尿药对多数患者有效，提示患者对钠耐受差，但对水尚耐受。利尿期间不必严格限制饮水，但必须控制钠盐摄入。

Ⅲ型：多为大量腹水持续在 3 个月以上，即所谓“难治性腹水”。此型病人的血钠＜130mEq/L，尿钠＜10mEq/24h，尿钠/尿钾＜1，CH2O＜1 毫升/分，GFR 和 RPF 均低于正常值。以上情况提示患者对水、钠均不能耐受。虽进行无盐饮食、限制水的摄入和应用大量利尿药，仍无利尿效果，常出现肝肾综合征。

三、肾病病人的饮水

水肿是肾病患者的主要体征之一，特别是眼睑、双下肢水肿，有时还会出现肾积水等严重现象。水肿除了和肾脏病变有关以外，还和肾病病人水的摄入量有关。肾病患者如何饮水？是否所有的肾病病人都要控制水的摄入量？这些问题总是在困扰肾病患者。如何做到正常饮水，是肾病患者最为关注的。而正确掌握水的摄入量，是配合治疗肾病的重要一环。

临床中发现，有的肾病患者没有明显水肿症状，仅是怕出现水肿而盲目地限制饮水；有的患者认为多喝水就可以排出自己身体的毒素，因此每天都喝很多水。这两种做法都是错误的。那么，肾病患者如何掌握饮水量，这里给大家介绍两种饮水标准：第一种是量入为出标准；第二种是渴即饮标准。

肾病患者身体散失水分的途径主要包括三种：显性失

水、非显性失水和内生水。显性失水指尿、粪、呕吐物、胃肠道引流物等所失去的水分。非显性失水系皮肤、呼吸道散发的水分。内生水是指食物氧化和细胞新陈代谢所释放的水分。显性失水量一般可以明确；非显性失水量为0.5毫升/千克（体重）/小时或12毫升/千克（体重）/天，用这两个实用常数计算时，当然还要根据年龄、体温、气温、湿度等作适当调整；内生水量可以以300～400毫升为底数，加前一天的尿量、引流液等的排出量。如果是没有严重水肿或积水的患者，可以照此计算出每天饮水总量，然后进行日常饮水。

在急性肾炎、肾病综合征、肾盂肾炎有明显水肿时，应限制水的摄入；无尿或严重少尿的肾病患者，一般仅需要无钠的水，并且水量以能够恢复蒸发和小量的尿中丢失的水就够了。医嘱中的水摄入量，应将每日产生的内生水350毫升计入其中。许多慢性进行性肾病患者，在疾病的终末阶段会发生少尿或无尿，他们很可能在这种情况发生之前的数年，肾脏保留盐和水的能力已经受损。这时如果盲目地对水进行增加或者限制性的摄入，就会促使已经受损的肾功能进一步恶化，医生必须对这类情况加以警惕，并立即补充其丢失的水量。

慢性肾病患者心力衰竭时，水的排泄减少，故水的摄入量应严格控制。

尿路感染的患者为避免和减少细菌在尿路停留和繁殖，

应多饮水，勤排尿，以达到经常冲洗膀胱和尿道的目的。

尿路结石的患者也应大量饮水，因为尿量减少是尿路结石形成的主要原因之一。大量饮水可以冲淡尿晶体浓度，避免尿液过度浓缩，减少沉淀的机会。一般要求患者每日饮水2400～3000毫升，使每日尿量保持在2000～2400毫升以上。尿量增多可促使小结石排出，同时尿液稀释也可延缓结石增长的速度，并避免手术后结石的再发。

肾病患者本人或其亲属、医生在估计患者饮水量时，要观察患者有无口渴感、眼球弹性、口舌黏膜及皮肤充实度，还需观察尿量多少、血压变化及胶体渗透压，以此作为饮水量多少的依据。在临床实践中，比较方便和实用的方法是每天通过观察患者体重的变化估算饮水量。

温馨提示

提醒大家，不要不分病情就盲目饮水；也不要不切实际地限制饮水，造成身体失水，加重水肿或者肾积水。

第三篇　喝茶

茶是风靡世界的三大无酒精饮料（茶叶、咖啡和可可）之一，全世界有 50 余个国家、地区产茶，160 多个国家与地区近 30 亿人喜欢饮茶。不少人把茶当作明目、减肥、利尿、降压、降脂的保健饮品。不过，很多人对茶的认识还存在不清楚的地方，比如一天应该喝多少茶？一杯茶应泡几次？患病的人可不可以喝茶？喝什么茶保健？喝茶需要注意哪些问题？因此，我们需要了解更多的与茶有关的知识。

茶是百病之药

根据植物学家推算，茶树起源至今已有六七千万年的历史了。我国西南地区的云、贵、川一带，是世界上发现野生大茶树最多、最集中的地方。从茶树的生长习性，结合地质变迁、气候演变等大量资料考证，我国西南地区是茶树原产地的中心地带，这已为世界众多植物学家所公认。

一、饮茶的历史与传播

春秋战国时期，茶已作为一种饮料。秦汉时代，饮茶之风逐渐传播开来。三国时代不但上层权贵喜欢饮茶，而且文人以茶会友渐成风尚。到南北朝时，佛教兴起，僧侣提倡坐禅饮茶，以驱除睡意，利于清心修行，从而使饮茶之风日益普及。隋唐时代，饮茶之风遍及全国。到了唐代中期，陆羽著的《茶经》成为世界第一部茶叶专著，书中“荼”统一改为“茶”，不仅全面阐述了茶叶理论，而且对饮茶、茶疗方式进行了系统总结，从此饮茶之道成为一门学向，出现了茶道、茶宴、茶会等诸多的饮茶形式，到了宋代饮茶之风更盛，当时的斗茶习俗，即是宋代饮茶之风盛行的集中表现。

唐宋时期饮茶习俗的普及还体现在许多文人的诗篇中，如唐代大诗人元稹著茶颂一首：“茶，香叶，嫩芽。慕诗客，爱僧家。碾雕白玉，罗织红纱。铫煎黄蕊色，碗转曲尘花。夜后邀陪明月，晨前命对朝霞。洗尽古今人不倦，将知醉后岂堪夸。”对当时饮茶的意境描写可谓栩栩如生，表达了诗人对茶的爱好之情，也说明茶是诗人、僧侣陶冶情操的珍品。

饮茶习俗最早传到国外是在宋代，宋理宗开庆元年，日本南浦昭明禅师在浙江余杭的径山寺学习饮茶，学成回国后，将径山茶宴形式带回日本，并发展为以茶论道的日本茶道。其后明清及至近代，不仅我国饮茶盛况空前，而且饮茶之风遍及欧美，如今茶叶已经成为全世界共享的健康饮品。

二、茶疗

饮茶之风的普及始于茶的药用价值。一般认为，在远古时代，我们的祖先最早仅仅把茶作为一种治病的药物，由生嚼发展到煎煮成汤液饮用，就是人们所说的原始粥茶法，成为饮茶和茶疗的开始。

所谓茶疗，通常是指用茶为单方，或配伍其他中药组成复方，用来内服或外用，以养生保健、防病疗疾的一种治疗方法。最早应用茶疗的当数传说中的神农氏用茶解毒的故事，我国现存最早的药学专著《神农本草经》中对茶的药用价值进行了明确记述，即“茶味苦，饮之使人益思、少卧、轻身、明目”。东汉名医张仲景在《伤寒杂病论》中说“茶治便脓血”。三国“神医”华佗在《食论》中说“苦茶久食益意思”。梁代名医陶弘景在《杂录》中说“苦茶轻身换骨”。

唐代有关茶的强身保健和延年益寿作用的知识广为流传，促使饮茶之风大兴。世界上第一部药典性著作《新修本草》中记载“茶味甘苦，微寒无毒”，有“去痰热、消宿食、利小便”之功，“下气消食，作饮加茱萸、葱、姜良”。这是最早关于药茶的记载。唐代医家陈藏器在《本草拾遗》中说“诸药为各病之药，茶为万病之药”。指出茶是治疗多种疾病的良药。

宋代茶疗的服用方法更为多样，出现了药茶研末外敷、和醋服饮、研末调服等多种形式，并从单方迅速向复方发展，使茶疗的应用更为广泛。在王怀隐著的《太平圣惠方》中记载茶疗方十多首，其中包括用茶叶配荆芥、薄荷、山栀、豆豉制成葱豉茶，治“伤寒头痛壮热”；用茶叶配伍生姜、石膏、麻黄、薄荷制成薄荷茶，治“伤寒鼻塞头痛烦躁”等。宋代官修书《圣济总录》中记载用茶叶配炮姜成姜茶，治“霍乱后烦躁、卧不安”；用茶叶配海金沙，取生姜、甘草汤调服，治“小便不通，脐下满闷”等。说明宋代茶疗方法不断改进，应用范围逐渐扩大，茶疗得到了进一步发展。

元、明、清代茶疗发展迅速，元代宫廷饮膳太医忽思慧所著《饮膳正要》中药茶配方很多，如用“玉磨末茶三匙头，面、酥油同搅成膏，沸汤点之”制成茶膏；用“金子末茶两匙头，入酥油同搅，沸汤点之”而成酥茶。此外，还载有枸杞茶、清茶、香茶等十多种茶疗方剂的应用方法。明代的《普济方》专列“药茶”一节，载茶疗方八首；李时珍的《本草纲目》中对茶性设有专论，并载茶疗方十余首。清代不仅民间茶疗应用广泛，而且宫廷中也十分重视茶疗，如用泽泻配乌龙茶、六安茶等制成清宫仙药茶，具有降脂、化浊、补肝、益肾的作用。

在《慈禧光绪医方选议》中所载清热茶疗方就有清热理气茶、清热化湿茶、清热养阴茶、清热止咳茶等。说明当时茶疗已成为养生保健、防病治病的重要手段。

近代茶疗的应用更为普遍。随着人们生活条件的改善，药茶的应用日益受到重视，药茶产品随处可见，不少药茶已打入国际市场，特别是一批保健茶在日本、东南亚及欧美等国家或地区盛行，为人类作出了新的贡献。

茶中的保健成分

天然、营养、保健、治病，是茶的几大特点。迄今为止，茶叶中已经确定的有效成分就有300多种，其中有的是与人体健康有关的营养成分，有的是可以防病治病的药效成分，更多的是两者兼有的保健成分。

一、茶叶中的维生素

茶叶中的维生素，包括水溶性维生素和脂溶性维生素两大类。茶叶中水溶性维生素的含量很丰富，主要有维生素C

和B族维生素。它们能溶解于茶汤，容易被人体吸收，因此与人们的关系也最密切。

维生素C，又称抗坏血酸，在茶叶所含的众多维生素类物质中，含量最高。一般说来，每100克茶叶中，含有维生素C 100～500毫克，尤其是优质绿茶，含量大多在200毫克以上，比等量的苹果、橘子、菠萝中所含还多。维生素C能防治坏血病，促使脂肪氧化，排出胆固醇，从而增加微血管的致密性，减少其渗透性和脆性，防治由血压升高而引起的动脉硬化。维生素C还参与人体内物质的氧化还原反应，有促进解毒作用，提高人体对工业化学毒物（如重金属）及放射性伤害的抵御能力，从而增强机体抵抗力。医学界认为，成人每天维生素C的需要量为60毫克左右，这样，一个人在正常的饮食情况下，每天饮三四杯茶，就可以基本满足人体对维生素C的需求了。

茶叶中所含的主要B族维生素的种类如下：

名称	茶中含量（微克/100克茶）	每杯茶中含量（微克）	人体需要量（微克/日）	每5杯茶占人体日需要量%
维生素B_1（硫胺素）	150～600	4.5～1.8	1700	1.3～5.3
维生素B_2（核黄素）	1300～1700	39～51	1800	10～14

续表

名称	茶中含量（微克/100克茶）	每杯茶中含量（微克）	人体需要量（微克/日）	每5杯茶占人体日需要量%
维生素 B_1 维生素 B_3（泛酸）	1000～2000	30～60	10000	1.5～3.0
维生素 B_5（烟酸）	5000～7500	150～225	20000	3.8～5.6
维生素 B_{11}（叶酸）	50～75	1.5～2.3	400	1.9～2.9
维生素 H（生物素）	50～80	1.5～2.4	300	2.5～4.0

此外，茶中还含有肌醇、维生素 B_6、维生素 B_{12}等。

茶叶中维生素 B_1 的功效是维持人体神经、心脏和消化系统的正常机能，促进糖代谢，有助于防治脚气病、多发性神经炎和胃功能障碍等。维生素 B_2 在一般膳食中是较为缺乏的，而茶叶中的含量却相当高，比大米高 20 倍，比大豆高 5 倍，比瓜果高 20 倍，因此，经常饮茶可以补充维生素 B_2 的不足。维生素 B_2参与人体内的氧化还原反应，对维持眼睛的正常功能具有重要作用，还能用来治疗结膜炎、角膜炎、舌炎、口炎、脂溶性皮炎等。维生素 B_3 是一种复杂的有机酸，具有抗脂肪肝的功能，可预防动脉粥样硬化。饮茶可防治因维生素 B_3 缺乏而引起的毛发脱落、皮肤炎、肾上腺病变等，对防治癞皮病也有较好的功效。此外，茶叶中的维生素 B_{11} 能预防缺铁性贫血，维生素 B_{12} 有利于改善人体造血功能，肌醇对治疗肝炎、肝硬化、胆固醇高等有重要作用。

茶叶中还含有不少脂溶性维生素，如维生素 A、维生素 D、维生素 K、维生素 E 等，它们对人体健康都很重要。例如，对人体抗衰老有重要作用的维生素 E，每 100 克茶叶中含量达 50～70 毫克；维生素 K 有很好的止血作用；茶叶中的维生素 A 的含量比胡萝卜还高，只是通过饮茶方式难以被人体吸收利用罢了。对此，人们可以通过以茶掺食，制成茶食品、茶菜肴等方法，由饮茶改为吃茶，使其营养得到充分利用。

温馨提示

茶叶中各种维生素的含量，一般说来，绿茶多于乌龙茶，乌龙茶多于红茶；对同类茶叶而言，高级茶多于低级茶；就不同季节的茶叶而论，则春茶多于夏茶、秋茶。

二、茶叶中的氨基酸

茶叶中的氨基酸含量通常为 2％～5％，虽然含量不算高，但种类很多，仅游离氨基酸就有25种之多。其中茶氨酸含量最高，而且这种氨基酸是茶叶所特有的。其次是人体所必需的赖氨酸、谷氨酸、苯丙氨酸、苏氨酸、蛋氨酸、亮氨酸、色氨酸。此外，还有半胱氨酸、天门冬氨酸、胱氨酸、甘氨酸、组氨酸、精氨酸、丝氨酸等。所有这些氨基酸，对人体生理功能都有重要的作用。如苏氨酸、组氨酸和赖氨酸，能促进人体对钙、铁的吸收，起到防治骨质疏松、佝偻病和贫血的作用。胱氨酸和半胱氨酸有解毒和抗辐射的作用，其中胱氨酸还能促进毛发生长和防止早衰；半胱氨酸则可促进人体对铁的吸收。茶氨酸有扩张血管、松弛支气管和平滑肌以及强心利尿的作用。亮氨酸和组氨酸有促进人体细胞再生、加速伤口愈合的功能。谷氨酸和精氨酸能降低血脂，治疗肝昏迷。蛋氨酸能调整脂肪代谢，防治动脉粥样硬化。色氨酸对人体大脑的神经传递有重要作用。

总之，茶叶中的多种氨基酸，大多是人体代谢机能不可缺少的，有的还是人体无法合成的，需要通过包括茶在内的饮食提供。

三、茶叶中的脂多糖

脂多糖是脂类与多糖结合在一起的大分子复合物，茶叶中脂多糖的含量为3%左右。茶叶中的脂多糖组成成分中，脂类占36%～58%，糖类占26%～47%，蛋白质占3%～6%，氮素占0.5%～1%，磷素占0.7%～1.2%。

脂多糖能增强机体的特异性免疫能力，而且无副作用。

脂多糖具有明显的抗辐射作用。另外，脂多糖还具有改善造血功能、保护血象的作用。

四、茶叶中的糖和蛋白质

茶叶中的糖类含量为10%～13%，其中有葡萄糖、果糖等单糖，也有蔗糖、麦芽糖等双糖，还有淀粉、纤维素等多糖。不过这些糖类大多不溶解于茶汤，能溶解于茶汤的仅占4%～5%。为此，人们按照茶叶的这一特性，把茶叶列入低热量饮料，可供糖尿病和忌糖患者饮用。

茶叶中的蛋白质含量高达20%以上。但茶叶中的蛋白质基本不溶于茶汤。据测定，溶于茶汤中的蛋白质仅占茶叶中蛋白质总量的1%～2%。

五、茶叶中的矿物质

迄今为止，已发现茶叶中的矿物质元素有40余种。其中包括人体生命活动必需的常量元素钾、钙、钠、镁、磷、氯、硫和微量元素氟、硒、锌、铝、硅、铬、铁、锰、钒、钴、铜、砷、钼等。此外还有对人体生理代谢有着重要作用的锶、溴、铷等。其中有些矿物质元素对人体健康有着举足轻重的作用。成年人每天饮上5杯茶，从茶汤中摄取的锰、钾、硒和锌，一般就可以满足人体需要量的45%、25%、25%和10%左右。

在茶叶所含众多的矿物质元素中，钾的含量最高，达1.5%～2.5%，这与海带、紫菜中的含量大致相当。钾对人体细胞新陈代谢、维持渗透压和血液平衡有着重要作用。茶叶中的硒是其他食物中少见和不可多得的，它能刺激免疫蛋白及抗体的产生，增强人体对疾病的抵抗力，并对治疗克山病和抑制癌细胞的发生有重要作用。各地茶叶中的锌含量差别通常在35～50毫克/克。锌能直接影响人体内蛋白质和核酸的合成，缺锌会使青少年生长发育受阻，还会影响脑垂体分泌，使性腺机能减退。茶叶中氟的含量较高，氟的含量不但与茶类有关，还与茶叶老嫩关系密切。一般说来，就茶类而言，黑茶中氟含量最多，绿茶最少，乌龙茶和红茶介于两者之间。以茶叶老嫩而论，则低级的粗老茶中氟含量多于高级的细嫩茶。茶叶中的钙、镁、铁、锰等矿物质元素，既是人体的必需营养，又与人体的健康相关。这些矿质元素在茶叶中的含量，一般说来，红茶稍高于绿茶。

六、茶叶中的生物碱

茶叶中的生物碱主要有咖啡因、茶碱和可可碱三种。由于这三种生物碱都属于甲基嘌呤类化合物，因此，它们的药理功能亦非常相近，只是作用的强弱不同。

茶叶中的咖啡因含量为2％～5％，它的主要功能是：兴奋神经中枢，消除疲劳，有较强的强心作用；能增强肾脏的血流量，提高肾血小球过滤率，有利尿功效；对平滑肌有弛缓作用，能消除支气管和胆管的痉挛。此外，咖啡因还有帮助消化、解毒和消除人体内有害物质的作用等。值得说明的是，由于茶叶中咖啡因的存在，饮茶不但能提高人体大脑的思维活动能力，消除睡意，清醒头脑，提高工作效率，而且这种兴奋作用，不像酒精、烟碱、吗啡之类伴有继发性抑制或对人体产生毒害作用。这是因为茶叶中的咖啡因对大脑皮质的兴奋作用是一个加强兴奋的过程，而其他兴奋药往往是通过削弱抑制引起兴奋，两者有着本质的不同。

茶叶中茶碱的含量一般为0.05%，它的主要功能和咖啡因相似，但兴奋神经中枢的作用较咖啡因弱，而强化血管、强心利尿、松弛平滑肌等作用比咖啡因强。

茶叶中可可碱含量一般为0.002%，它的主要功能与咖啡因、茶碱相近，兴奋神经中枢的作用比上述两者都弱，但强心、松弛平滑肌等作用，强于咖啡因而弱于茶碱；其利尿作用，虽比咖啡因和茶碱都弱，但持久性强。

在茶叶冲泡时，大约有80%的咖啡因可被水溶解，为人们吸收利用。如果成年人每天饮3～4杯茶，则从茶汤中摄取的咖啡因约为0.2克。咖啡因作为药用时，成人允许的给药量为0.65克，从茶中摄取的约为药用量的1/3。同时，咖啡因又易与茶叶中的茶多酚类化合物相遇形成复合物，这种复合物在人体内不能积累，很快会被排出体外，因此，即使长期饮茶，咖啡因也不会蓄积于体内。

七、茶叶中的多酚

茶叶中的多酚类化合物，通常含量达20%～30%。在这类化合物中，以各种儿茶素最为重要。人们通常说的茶多酚，其实指的就是以儿茶素为主体的多酚类化合物。茶多酚类化合物对人体的脂肪代谢起重要的作用，可明显地抑制血浆和肝脏中胆固醇含量的上升，并促进脂类化合物排出体外，因此对防治动脉粥样硬化和减肥具有重要作用。此外，茶多酚对人体微血管的强健作用强于维生素C。如果单独应用维生素C，毛细血管的增强能提高1倍，而如果同时服用茶多酚，在相同时间内可以提高4倍。可见茶多酚在增强人体微血管壁的韧性，防治内出血等方面的功能是不可低估的。为此，茶多酚已被广泛地用来防治微血管破裂引起的中风等疾病。茶多酚特别是儿茶素还能降低血糖，因此用来防治糖尿病等亦已取得成效。

茶的品种

一般来说，茶叶的制作有多种形式，如粗茶、散茶、末茶和饼茶。采用不同方法制作的茶又分为：绿茶、红茶、乌龙茶、白茶、黄茶、黑茶和再加工茶。

一、绿茶

茶叶制作过程中不发酵者为绿茶。制作绿茶的过程很简单，把采摘下的鲜茶或蒸或炒以杀青，再揉捻成眉状或珠状茶，然后炒干、烘干或晒干。

绿茶中的珍品有江苏太湖洞庭山的碧螺春、浙江杭州西湖的龙井、安徽黄山的毛峰、湖南洞庭湖君山的银针、江西庐山云雾茶、四川蒙山的蒙顶茶、安徽太平县猴坑的猴魁等。绿茶贵细嫩，珍品讲究谷雨、清明前在一旗一枪（即一芽一叶）时采摘。有的采摘时茶芽未直、茶毫未褪，如碧螺春。

从绿茶的气味特色来看，龙井茶以色、香、味、形齐全著名。龙井、旗枪等浸泡时清汤碧绿、茶香馥郁；毛峰、六安瓜片则水色清淡、滋味醇甜；烘青、大方、条茶、尖茶则水色金黄、茶香浓厚。绿茶不经发酵，直接烘干处理或用锅烧炒。要炒得极快，使叶绿素不受破坏，以保其绿色。绿茶中如龙井、旗枪、碧螺春、黄山毛峰、六安瓜片、太平尖茶、老竹大方、屯溪条茶等均系名品，各具不同特点。

二、红茶

红茶系发酵茶类，原料茶叶在氧化酶的作用下氧化成红黑色的茶叶。我国的祁门红茶、武夷红茶都闻名于世。人们把采摘下的茶用一天的时间晒干，然后经过揉捻，并放进20℃的温室里发酵。当发酵到一定程度时，启动高温烘焙处理，刹住发酵，才能制成红茶。红茶汤色艳红，香气袭人，有一股甜香之气。祁门红茶香气更殊，既带有蜜糖香，又似含有苹果香，非其他红茶所能比。在国际市场上，祁门红茶被列为与印度的吉大岭、斯里兰卡的乌伐齐名的世界三大高香名茶。伦敦市场称其为“群芒最”，日本人习惯称之为“玫瑰香”。

三、乌龙茶

处于发酵与不发酵之间的是乌龙茶。制乌龙茶于其半发酵时（茶叶呈金黄色）用高温烘炒定型。加工制造有八道工序（以铁观音为例），即晒青、摇青、凉青、杀青、初揉、包揉、复烘和烘干。与其他茶类的加工相比，反复摇青是乌龙茶加工工艺的一大特色。摇青就是将适度萎凋后的鲜叶放在竹筛里，来回筛动，使鲜叶边缘摩擦破伤，如同红茶揉捻后发酵一样，从而使叶片边缘部分由绿色变成红色。

乌龙茶味介于绿茶、红茶之间，由于产地、加工工艺不同，有闽北乌龙、闽南乌龙、台湾乌龙、广东乌龙之分。闽北乌龙最著名者有武夷岩茶、大红袍、武夷水仙等，闽南乌龙最著名的是安溪铁观音等。

四、白茶

白茶是我国的特产。白茶的白色，是人们采摘某种细嫩、叶背多白色茸毛的芽叶，加工时不炒不揉，晒干或用文火烘干，使白色茸毛在茶叶外表完整地保留下来的结果。在我国众多的茶树品种宝库中，如福鼎大白茶等，其幼嫩叶上披满白色茸毛，为人们采制白茶提供了物质条件。

白茶的成品按原料的嫩度划分品目，有银针、白牡丹、贡眉和寿眉之分。

五、黄茶

黄茶具有“黄叶黄汤”的特色。这种黄色主要是制茶过程中进行渥堆闷黄的结果。黄茶可分为黄大茶、黄小茶和黄芽茶三类。

黄大茶中著名的品种有安徽的霍山黄大茶、广东的大叶青等。

黄小茶中著名的品种有湖南宁乡的沩山毛尖、湖南岳阳的北港毛尖、浙江的平阳黄汤等。

黄芽茶中著名的品种有湖南岳阳的君山银针、四川名山的蒙顶黄芽、安徽霍山的霍山黄芽、浙江德清的莫干黄芽等。

六、黑茶

黑茶的原料比较粗老，制造过程中要经过较长时间的渥堆发酵，因而叶色多呈暗褐色，故而命名黑茶。黑茶产区辽阔，品种花色很多，以我国边疆少数民族饮用较多，又称边销茶。

著名的黑茶有云南的普洱茶、方茶，湖南黑茶、湖北老青茶、广西六堡茶、云南晒青等。这些黑茶，大多用作压制紧压茶的原料。

七、再加工茶

以毛茶或精茶为原料，进行各种再加工获得的产品，称为再加工茶，包括紧压茶、花茶、速溶茶、液体茶等。

1. 紧压茶

紧压茶是用黑茶、绿茶或红茶做原料，经蒸压定型而成的成品茶。如用湖南黑茶压制而成的黑砖、花砖和茯砖，用湖北老青茶压制而成的青砖，用四川南路边茶压制而成的康砖和金尖，用四川西路边茶压制而成的茯砖和方包砖，用广西六堡散茶压制而成的六堡茶，用云南晒青黑茶压制而成的圆茶（饼茶）和紧茶等，用绿茶压制而成的沱茶、方茶等，用红茶压制而成的红砖（米砖）等。

2. 花茶

花茶品种很多，因茶坯原料不同，可分为烘青花茶、炒青花茶、红茶花茶、乌龙茶花茶等；因窨茶的香花不同，可分为茉莉花茶、玳玳花茶、珠兰花茶、栀子花茶、玫瑰花茶、白兰花茶、柚子花茶、桂花茶、金银花茶。因茉莉花茶常以烘青绿茶为茶坯，故而又称茉莉烘青，而玫瑰花茶常以功夫红茶为茶坯，故而又称玫瑰红茶。

3. 速溶茶

速溶茶是近代新发展起来的茶类。它以成品茶或半成品茶为原料，通过热水浸取、过滤、浓缩、干燥等工艺制成粉状或颗粒状。它没有茶渣，冲水即溶，便于调饮。目前有速溶红茶、速溶乌龙茶、速溶绿茶、速溶花茶等品种，在国际市场上很畅销。

4. 液体茶

目前问世的多为含茶的液体饮料，如茶可乐、茶汽水、多味茶、罐装茶水、茶叶棒冰、茶酒等。这些茶液体饮料配方科学，加工合理，各具特殊风味。

茶的保健作用

茶叶对人体有许多益处，传统上认为茶叶能消除疲劳、提神醒脑、祛油解腻，现代研究发现茶叶有抗癌、美容、抗辐射等作用。

1. 兴奋神经中枢

茶叶所含咖啡因能兴奋高级神经中枢，使精神兴奋，思想活跃，消除疲劳；过量则引起失眠、心悸、头痛、耳鸣、眼花等不适症状。它能加强大脑皮质的兴奋过程，其最有效剂量与神经类型有关。

咖啡因、茶碱可直接兴奋心脏，扩张冠状血管，对末梢血管有直接扩张作用。但咖啡因对血管运动中枢、迷走神经中枢也有兴奋作用，因而对人体的影响比较复杂。

2. 解痉利尿

茶叶中所含茶碱（又称氨茶碱）能松弛平滑肌，故用以治疗支气管哮喘、胆绞痛等，其中的咖啡因还能加强横纹肌的收缩能力。

茶叶中的咖啡因和茶碱能抑制肾小管的再吸收，因而有利尿作用。咖啡因能增强胃液分泌，故活动性消化性溃疡患者不宜多饮茶。

3. 抑菌消炎

一般而言，花茶、绿茶的抗菌效能与黄连不相上下，大于红茶。茶叶中的鞣质有收敛肠胃的作用，能保持或恢复毛细血管的正常抵抗力。实验证明，它能抑制无菌性炎症的发展。

4. 洁齿防龋

茶不仅能解毒降火，消食化积，还能涤垢固齿，清洁口腔，防治龋齿。据研究测定，茶叶中含300多种化学成分，其中多酚类对多种病菌有抑制作用。维生素含量亦很丰富，不仅含脂溶性维生素A、D、E、K等，还含水溶性维生素B族和C。尤其以维生素A及维生素C的含量最高。这对人的生理功能和牙齿的生长、修复是极其重要的。茶叶还含多种微量元素，特别是氟。氟在人体各组织中以牙齿的牙釉含量最高，如果摄入量不足，则牙釉发育不良，容易产生龋齿。可见经常饮茶并以茶漱口是能保持口腔清洁，固齿防龋的。

5. 消除油腻

茶对消化系统的作用是很复杂的，例如：茶碱具有松弛胃肠平滑肌的作用，能减轻胃肠道痉挛而引起的疼痛；咖啡因则能刺激胃分泌，有助于消化食物，增进饮食。古时有饭后饮茶助消化，减轻食道不适之说。

茶叶是我国边疆少数民族的必需品，他们常利用饮茶来消除饮食后的油腻感。古人说："以其腥肉之食，非茶不消；青稞之热，非茶不解。"正是由于这个原因，茶叶才能在这些以肉食为主的游牧地区受到广泛的欢迎。如《本草备要》说："茶有解油食油腻、烧炙之毒，利大小便，多饮消脂肪，去油。"《本草纲目拾遗》说："普洱茶味苦性刻，解油腻、牛羊毒，虚人禁用。"清代名医王孟英也说："茶可消肉食。"

6. 抗癌美容

茶叶的化学成分很复杂，包括水分、蛋白质、氨基酸、生物碱、儿茶素、糖类、脂肪类及维生素等成分，其中儿茶素，众所周知具有捕捉自由基及抗氧化的作用，同时亦有助于降低胆固醇、调节血脂。研究证明，绿茶、红茶、花茶、乌龙茶等均有抑癌作用。据人群流行病学调查显示，具有饮茶习惯的地区或产茶区居民中胃癌的标准化死亡率低于不饮茶或非产茶区，而且饮茶对预防皮肤癌、肺癌、胰腺癌、肝癌等恶性肿瘤也有效。研究人员从多种茶叶成分中筛选出茶色素、儿茶素等几种防癌的主要有效成分，通过实验发现茶色素有抗氧化和免疫调节能力，它能阻断癌细胞增殖，抑制癌基因的表达。

近几年在医学研究上发现，煎茶中含有大量的抗氧化成分儿茶素和能使肌肤洁白的维生素 C，以及防止皮肤粗糙的维生素 A。泡茶时，由于维生素 A 及抗老化的维生素 E 不溶于水，有时必须靠“吃”茶叶才能补充到这些营养素，如果每天吃 3 克煎茶，再喝六杯（每杯 200～250 毫升）绿茶，不仅有助于预防消化道癌，同时还可养颜美容。

鲜茶叶中的维生素 C 具有美白作用，又因其含有维生素先质——类胡萝卜素，可于体内合成维生素 A，能预防皮肤粗糙，此外，茶叶中亦含有维生素 E，具抗老化的作用。

儿茶素及维生素等营养素，依茶类的不同，含量差异也极大，其中日本各类煎茶中的儿茶素、维生素 C 或维生素 E 等成分含量，均优于其他不发酵、部分发酵及发酵茶。经研究发现，每 100 克煎茶含维生素 C 250 毫克，而每 100 克乌龙茶仅含维生素C 8毫克，红茶中则不含维生素C。

另外，每100克煎茶中含维生素E 65.4毫克，其他茶类含量则较低。日本的煎茶采用的是温和式的熏蒸法，所以在茶成分的保存上，较中国式的锅炒制来得好。以热水冲泡茶叶时，仅有35%的营养素会溶入茶汤中，其余65%则残留于茶渣中，其中多是不溶于水的维生素A、维生素E及膳食纤维等，即使是水溶性的儿茶素及维生素C等也会残留在茶渣中甚多，因此若欲彻底利用茶叶的营养素，除了喝茶之外，亦可借由“吃”茶的方式，充分达到防癌及养颜美容的目的。

7. 抗烟酒危害

茶叶中含有的茶多酚、茶碱、黄嘌呤、咖啡因、黄酮类有机酸、多种氨基酸和多种维生素等物质，相互配合，使茶汤如同一副药味齐全的“醒酒剂”。它的主要作用是：兴奋中枢神经，对抗和缓解酒精的抑制作用；扩张血管，利于血液循环；提高肝脏代谢能力；利尿，促进酒精从体内迅速排出。

实验表明，茶的利尿作用抑制了肾小管对酒精的再吸收，可加强肾脏局部免疫能力和泌尿系统的抗感染力。我国许多著名中医学者和茶叶界专家，都从不同角度阐述了茶能解酒毒，且无副作用的道理。中医认为：服镇静、安眠药物过量或喝酒过多，可用浓茶治疗。茶中含有茶鞣质，能解酒精中毒。茶在解酒过程中，既不抑制神经，也不损害性功能。所以，酒后饮茶无论从理论还是从实践方面看，都是有益无害的。

茶叶中的咖啡因对烟中的各种有害物质有对抗作用。一边吸烟，一边喝茶的人没有头昏脑涨的感觉，这是因为吸入身体里的有毒物质，随着不断地喝茶而有所解除。在一项实验中，研究人员把吸烟的人分成两组，一组不饮茶，另外一组每天早、中、晚喝3次茶，每次3克茶叶，用300毫升水，分两次泡。对照结果表明，茶对吸烟诱发的氧化损伤有保护作用。因此，吸烟的人更应该经常喝茶。

8. 防止辐射

茶有良好的抗辐射效果。不论是工作上经常接触放射线的人，还是因肿瘤接受放射治疗的人，都需要经常饮茶。实验证明，用茶叶总提取物防治肿瘤放射治疗产生的副作用及与放射性职业有关病人的白血球减少症，效果良好。一般病人每日服用3～4克，少数病人每日2～3克，分3次口服。防治效果是：服药后，对放射治疗引起的恶心、呕吐、食欲不振、腹泻等症状有所缓解；明显减轻了白血球数量的下降。

9. 降脂

茶多酚能提高机体的抗氧化能力，降低血脂，缓解血液高凝状态，增强红细胞弹性，防止血栓形成，缓解或延缓动脉粥样硬化和高血压，保护心脑血管的正常功能。

10. 抗衰老

茶能提高动物体内超氧化物歧化酶的活力，延缓人体内脂褐素的形成，增强细胞功能，起到延年益寿的作用。茶具有人体所需要的营养成分和有利于人体健康的生物活性物质，可称得上是理想的饮料。

11. 解毒

茶多酚与蛋白质相结合，可抑制细菌和病毒的毒害，对多种致癌物有很强的抑制作用，还可作为生物碱中毒的解毒剂。

如何选茶

目前，茶叶市场鱼龙混杂，以次充好、以假乱真的现象相当普遍，只有学会科学选茶，才能真正领略到茶的韵味。

一、看光泽

茶叶保质期一般为1～2年，久置后茶叶品质降低。所以，在选茶时首先要区分是否是当年茶叶。一般来讲，茶叶的新陈从光泽上看是有明显区别的。

新茶色泽绿润有光泽，嗅之有浓浓的新茶香。汤色碧绿，有清香、熟板栗香或兰花香等，滋味鲜醇爽口，叶底嫩绿明亮。

陈茶色灰黄或昏暗无光泽。对着陈茶哈口热气，湿润处叶色黄而干涩，嗅之有冷感。茶汤色深黄，味醇厚爽口但稍欠浓，叶底陈黄欠明亮。陈茶若保存得好，色泽虽如初，但缺乏光泽，香气低沉。

二、看叶肉厚薄

由于茶叶的采摘时间不同，因而茶叶的厚薄各异。一般来讲，茶叶品质以春茶最好，夏茶次之，秋茶较差。

春茶：越冬以后，经过几个月的物质储备和营养蓄存，春天到来时，温暖适宜，雨量充沛，适宜茶树生长，因此芽叶硕壮饱满，色绿润泽，条索结实，身骨重实，味浓醇爽口，香气高长，叶质柔软明亮。

夏茶：一般将立夏以后采制的茶划分为夏茶。夏日，昼长夜短，日照强烈，气温高，降雨量少，茶树生长速度快，但芽叶生育期短，故而叶肉薄，多紫芽。因此，夏茶条质较硬，叶脉显露，夹杂有青绿色叶子。

秋茶：立秋以后天气由炎热进入凉爽，茶树经过了春茶、夏茶之后，秋茶萌发，明显感到养分不足，芽叶细长显得软弱无力。昼夜温差大，秋梢生长速度较缓慢，叶与叶之间间距较大，叶面面积较小，茎细且长，对夹叶较多。故秋茶色绿，条索紧细，丝筋多，身骨轻飘。汤色淡，味平和微带甜，香气淡薄，叶质较柔软，多单片，嫩茎，含铜色叶片。

三、看生长地势

茶叶的生长环境宜湿润，水分充足茶叶品质相对较好。所以，选茶叶时可以从茶叶的生长地势来分辨其质量好坏，一般将产地不同的茶叶分为高山茶和平地茶两种。

高山茶：自然生态环境优美，常年云遮雾绕，在阳光漫射下茶树悠然生长，故成茶条宽匀，身骨重实，色绿润富有光泽。汤色绿亮，香气高长，滋味浓厚，叶底明亮，叶质柔软。

平地茶：一年可采摘4～5个生长轮次，山区一般不采秋茶。成茶条细瘦，露筋，身骨轻飘，色黄绿或泛黄。汤色清明，香气平正，滋味醇和，叶肉单薄，叶质较硬。

四、看感官品质

茶叶的感官鉴别方法分干看和开汤（即冲泡）两种。一般消费者在买茶时，只能干看一下茶叶的外形，没有条件开汤，因此主要靠视觉、嗅觉来识别茶叶的好坏。茶叶的品种、等级不同，可以从形状、色泽等方面进行综合分析。下面介绍几种名茶的等级区分。

1. 西湖龙井

龙井茶以形状扁平、整齐、翠绿、嫩香为佳。

一级：扁平，尚尖削，均齐，洁净，翠绿沿润，嫩香，鲜醇爽口，细嫩显芽，翠绿明亮。

二级：扁平，有芽峰，尚均齐，洁净，绿中带翠，清香，鲜醇，细嫩尚显芽，翠绿尚明。

三级：尚扁平，有锋苗，尚匀称，尚洁净，绿润，纯正略鲜，尚鲜醇，嫩匀，绿明。

四级：扁平略带阔条，尚匀，尚洁净，尚绿润，纯，尚醇，尚嫩匀，尚绿明。

五级：尚扁带阔条，尚匀，尚净，绿微黄，平和，欠醇，尚匀，浅绿微黄。

六级：欠扁带阔条，尚净，尚绿微黄，稍粗，稍粗淡，欠匀，微黄带青。

2. 茉莉花茶

好的茉莉花茶不一定花多，茶中的茉莉花是窨过茶的干花，本身不再具有香味。因而识别花茶的好坏，先应看干花是否适量。然后可以用鼻嗅有无霉和烟焦气味，是否属于茉莉鲜花气。如果没有鲜花香气，而是一种浓闷的茉莉香味，即是喷洒的茉莉香精，而茉莉花茶是不准喷香精的。茉莉花茶的外形要求条索紧而润泽。

一级：细紧匀，直显锋苗，绿润，匀整，净，鲜灵，浓厚持久，开汤黄绿，尚明亮，浓醇鲜爽，细嫩，匀齐明亮。

二级：紧直有锋苗，绿尚润，匀整，尚净，稍有嫩茎，开汤鲜浓，黄绿尚明，醇厚尚爽，嫩匀绿亮。

三级：紧直，尚绿润，匀整，有嫩茎，开汤尚鲜浓，黄绿稍明，醇和，沿嫩润，尚绿亮。

四级：尚紧略扁，黄绿，尚匀整，有茎梗，开汤尚浓，黄绿，尚醇和，稍有摊张，欠绿亮。

五级：稍松带扁条圆块，绿黄稍暗，尚匀，有梗枝，开汤香弱，黄稍暗，平和，稍粗大，黄绿稍暗。

六级：松扁轻飘，黄稍枯，欠匀，显梗，多朴片，开汤香薄，黄暗，粗淡，粗硬，稍黄暗。

3. 铁观音茶

铁观音为著名红茶，以壮实、匀整，茶味浓郁者为佳。

一级：肥壮重实，匀整，沙绿油润，净，香味浓郁优锐，品种特征极显，鲜醇浓爽，肥厚软亮，红边显，汤色金黄清澈。

二级：壮实，匀整，沙绿油润，净，稍有嫩茎，清高持久，品种特征明显，醇厚甘爽，肥厚尚软亮，汤色金黄清澈。

三级：壮结，尚匀整，稍沙绿，尚润明，尚净，稍有茎梗，纯浓，品种特征稍显，醇厚爽口，尚软亮，汤色金黄稍深。

四级：尚壮结，尚匀整，乌，有茎梗，平正，品种特征尚显，醇和，软硬不匀，汤色橙黄稍亮。

五级：粗壮，稍欠匀整，稍枯，有梗片，稍带粗气，品种特征微少，稍粗带涩，粗硬尚亮，汤色深黄带红。

饮茶环境与仪式

饮茶是一种精神和物质上的双重享受，明末文人冯可宾曾总结品茶氛围有十三宜：饮茶之所宜者，一无事，二佳客，三幽坐，四吟咏，五挥翰，六徜徉，七睡起，八宿醒，九清供，十精舍，十一会心，十二赏鉴，十三文僮。

一、茶室意境

茶室是饮茶的地方。传统的茶室要求是一个独立的小间，四面有窗，光线明亮，墙壁最好是用竹材或木材，靠窗的院子里以植有树木或翠竹为佳，院后最好有小溪或泉井，饮至高兴时，可踱步于室外，一面欣赏树木花鸟，一面呼吸新鲜空气。取水不必远去，只需用青竹做的小竹筒从院后的小溪或泉井中取来，若以劈开的青竹接成长长的竹管引来山间的甘泉则效果更好。

现代人要想在生活中达到以上要求恐怕很难，可根据家中的居住条件自己加以设计。总之要安静一些，有情调一些。例如在墙上挂一幅梅竹图，在斗室中置一张小木桌，再放两把小木椅，窗帘最好是竹制的，透着清香。以石砖铺地，或以木板铺地均可，但花纹不可过于花哨复杂，古朴为好。或在墙壁间挂一对咏茶联或书写古诗词一首，以助雅兴。室内还可有音响设备，可在饮茶时放一些轻松或古典的背景音乐。真正的茶室中央照例应放有小炭炉、茶锅和各种茶具。小炭炉是用来烧茶的，古人认为炭火所烧茶叶，其清香更正，但现代人也可以代之以电开水壶或直接在厨房烧水以备饮用。茶桌上还应放有若干个最好是木制的茶碟、点心盒或水果盒，因为饮茶时还应备有甜点，可供客人调剂口味。

若条件许可，也可以在家中设计一个专门的茶室，为饮茶创造一个安静、优雅的环境。

二、饮茶仪式

饮茶的仪式，视需要和条件的不同，可以庄重一些，也可以随便一点。传统的茶道仪式较为隆重，是修身养性、陶冶情操的需要；而现代的茶道，则主要是一种文化休闲活动，可随意一些。无论哪种仪式，参加者应该在完成沐浴或刷牙洗漱之后进行。因为沐浴可使人的精神清爽，身心放松；而刷牙洗漱可使口腔清洁，味觉敏锐，饮茶时感触更深。另外，饮茶者的服饰不可过于紧束，衣着宽松透气，或穿衣料松软一点的衣服才能与饮茶相配，老人尤应如此。

传统的茶道仪式，宾主入席围坐，由主持仪式的茶师按一定的程式烧茶。先用小匙将“抹茶”放在碗内，用开水冲沏后，依次给宾客品尝。沏茶、递接、添水、品尝，都有一定的规矩。饮茶的形式有两种：一种是一碗茶由全体参加者轮流品饮，每人一口；还有一种是客人各饮一碗。前者着重于对茶品的交谈，参加饮茶的每个人对茶的气味和感觉都有所不同，通过轮流品饮可以交换看法和心得，正如品茶人所说的，一碗茶众人轮流品尝，其乐趣是无法用语言来形容的。而后者则更卫生一些，更自由一些。前者常用于较正式或较专业的品茶人士，而后者则适合于朋友亲人小聚谈心。

饮茶的仪式很多，但在现代家庭中大都不适用。现代家庭饮茶多结合了一些娱乐的形式，例如每人谈谈对饮茶的感受、各种有趣的故事或幽默的笑话，或表演一些有趣的游戏、魔术或茶令等等。重要的是休闲，使每一个参加者心情愉快。

泡茶三大要素

饮茶，首先要有好茶、好水、好茶具。选茶前文中已有介绍，这里介绍一下选水和茶具。

1. 选水

善于饮茶的人，总要把名茶与好水相提并论。水质越好越能品尝出茶的醇香。一般来讲，优质山泉水和山涧水的水质最好；雨雪水次之；没有受到污染的江河水和净化过的自来水也较好；若乡村郊外的井水矿物质含量少，也可泡茶；人口稠密、环境污染较重地方的水，含化合物较多，不宜用于泡茶；有些城市自来水漂白粉含量过高，需静置一夜方可泡茶。

总之，泡茶应选择含矿物质、化合物少的清洁水。

2. 茶具

饮茶器具不仅是不可缺少的盛器，而且有助于提高茶叶的色、香、味，同时，一件高雅精美的茶具，本身还具有欣赏价值。俗话说“水为茶之母，壶是茶之父”。现代茶具一般是指茶碗、茶杯、茶壶、茶托、茶盘等。茶具的种类有白瓷、青瓷、紫砂、玻璃、搪瓷、漆器等。其中，白瓷茶具具有坯质致密透明、色质洁白、无吸水性、音清而韵长等特点，堪称茶具中之珍品。以江西景德镇生产的最为著名，有“白如玉，薄如纸，明如镜，声如磬”之誉。

温馨提示

使用保温杯泡茶是很不科学的。因为茶叶中含有多种维生素和芳香油等成分，只有用75℃水冲泡，而且用自然降温的方法，茶叶中的营养成分才可浸出，又不致受损。而保温杯的水温一直很高，茶叶浸泡在既高温又恒温的水中，香气大大减少，鞣酸、茶碱也会大量浸出，茶水色泽深重，味道过涩，有闷沤的败味，因而不可用保温杯泡茶。

泡茶的讲究

有了好茶、好水、好茶具，如果冲泡的方法不得当，也品不出色香味来。所以，要想品好茶，先要学会泡好茶。泡茶的技术包括三个要素：即茶叶用量、水温和冲泡时间。

1. 用量

泡茶时每次茶叶用多少，并无统一的标准，根据茶叶种类、茶具大小以及个人的饮用习惯而定。茶叶种类繁多，用量各异。如冲泡一般红茶、绿茶，每杯放3克左右的干茶，加入沸水150～200毫升；如饮用普洱茶，每杯放5～10克干茶。用茶量最多的是乌龙茶，每次投入量为茶壶的1/3～1/2。

温馨提示

饮茶忌讳喝干茶水，应是喝到2/3后，再添入开水，以保持其浓度前后相近。

2. 水温

常言说：老茶要沏，嫩茶要泡。对于高级绿茶，特别是各种芽叶细嫩的名茶，不能用100℃的沸水冲泡，一般以80℃（指水烧开后再冷却）左右为宜，这样泡出的茶汤才能嫩绿明亮，滋味鲜爽，茶叶中的维生素C也较少被破坏。泡饮各种花茶、红茶和中、低档绿茶，则要用100℃的沸水冲泡，如水温低，则渗透性差，茶中有效成分浸出较少，茶味淡薄。泡饮乌龙茶、普洱茶和沱茶，每次用茶量较多，而且因茶叶较粗老，必须用100℃的沸水冲泡。有时，为了保持和提高水温，还要在冲泡前用开水烫热茶具，冲泡后还要在壶外淋开水。

3. 时间

茶叶的耐泡程度除与嫩度有关外，主要取决于茶叶加工的方法。初制过程中把茶叶切碎，茶汁就容易冲泡出来，粗、老、完整的茶叶，茶汁冲泡出来的速度就慢。

无论什么茶，第一次冲泡，茶汁浸出的量占可溶物总量的50%～55%；第二次冲泡一般约占30%；第三次为10%左右；第四次只有1%～3%了。从其营养成分（茶叶中的维生素和氨基酸）看，第一次冲泡就有80%的营养成分被浸出，第二次冲泡时约15%，第三次冲泡后，基本全部浸出。茶香气和滋味，一泡茶香气浓郁，滋味鲜爽；二泡茶虽浓郁，但鲜爽不如前；三泡茶香气和滋味已淡乏；若再经冲泡则无滋味。

一般的红茶、绿茶和花茶，冲泡以三次为宜。乌龙茶在冲泡时投叶量大，茶叶粗老，可以多冲泡几次。以红碎茶为原料加工成的袋泡茶，通常适宜一次性冲泡。

温馨提示

一杯茶从早泡到晚的做法不可取，茶叶经过多次冲泡，一些难溶的有害物质（如某些极微量的残留农药）逐渐浸出，对人体有害。理想的泡饮方法是，每天上午一杯茶，下午一杯茶，既有新鲜感，又有茶香味。

喝茶的讲究

茶是健康饮料，但并不是可以随意饮用。在饮茶方法上也有很多讲究，比如喝茶时间、浓度、次数等，应该注意以下事项。

1. 四季有别

一年当中，随着季节的变化，人体也会呈现出不同的状态。那么，随着四季更替，在选择茶叶的品种方面，也应该与之相适应。

一般来讲，四季饮茶所宜是：春饮花茶，夏饮绿茶，秋饮青茶，冬饮红茶。春季，宜饮花茶，可以散发一冬积存在人体内的寒邪，浓郁的香味，能促进人体阳气生发；夏季，以饮绿茶为佳，绿茶性味苦寒，可以清热、消暑、解毒、止渴、强心；秋季，饮青茶为好，青茶不寒不热，能消除体内的余热，恢复津液；冬季，气候寒冷，人体内阳气收敛，容易出现怕冷等症状，饮红茶最为理想。红茶味甘性温，含有丰富的蛋白质，能助消化，散寒气，温脾胃，暖身体。

2. 喝茶有量

正常情况下，每人每天饮茶2～6克为宜。虽然茶叶中含有多种维生素和氨基酸，饮茶对于清油解腻，增强神经兴奋以及消食利尿具有一定的作用，但并不是喝得越多越好，也不是所有的人都适合饮茶。

一般来说，每天1～2次，每次2～3克的饮量是比较适当的，患有神经衰弱、失眠、甲状腺功能亢进、结核病、心脏病、胃病、肠溃疡的病人都不适合饮茶，哺乳期及怀孕妇女和婴幼儿也不宜饮茶。

3. 不饮过浓的茶

饮浓茶会使人体兴奋性过度增高，对心血管系统、神经系统等造成不利影响。有心血管疾患的人在饮用浓茶后可能出现心跳过速，甚至心律不齐，造成病情反复，因此一般不饮浓茶为好。也有人习惯饮浓茶，是因为饮茶日久，对其中的兴奋作用已产生耐受，但是过浓的茶对胃、肠、肝、肾同样是有害的，因此即便平日习惯饮茶的人，也不宜饮用过浓的茶。

4. 临睡前不饮茶

这点对于初期饮茶者更为重要。很多人睡前饮茶，导致入睡非常困难，严重影响次日的精神状态，有神经衰弱或失眠症的人，尤应注意。

5. 餐前不大量饮茶

进餐前或进餐中少量饮茶并无大碍，但若大量饮茶或饮用过浓的茶，会影响很多常量元素（如钙等）和微量元素（如铁、锌等）的吸收。

6. 新茶不宜饮用

从营养学角度来讲，最新鲜的茶叶其营养成分不一定是最好的，因为所谓新茶是指采摘下来不足1个月的茶叶，这些茶叶因为没有经过一段时间的放置，其中多酚类物质、醇类物质、醛类物质，还没有被完全氧化，它们对胃肠黏膜有一定的刺激作用，如果长时间喝新茶，有可能出现腹泻、腹胀等不舒服的反应。太新鲜的茶叶对病人来说更不好，像一些患有胃酸缺乏的人，或者有慢性胃溃疡的老年患者，这些人更不适宜喝新茶。新茶会刺激他们的胃黏膜，产生肠胃不适，甚至会加重病情。

7. 忌饮隔夜茶

茶水放久了，不仅会失去维生素等营养成分，且易发馊变质，甚至生霉。茶水中的鞣酸还会成为刺激性很强的氧化物，易伤脾胃引起炎症。

8. 忌用茶水服药

茶叶中含有大量鞣酸，如用茶水服药，鞣酸同药物中的蛋白质、生物碱及金属盐等发生化学反应而产生沉淀，势必影响药物疗效，甚至使药物失效。茶叶具有兴奋神经的作用，凡服镇静、安神、催眠等药物以及服用含铁补血药、酶制剂药、含蛋白质药物时，均不宜用茶水送服。

9. 忌饮头遍茶

讲究喝茶的人，都不喝头遍茶，这一方面是出于色香的考虑，为了取其精华，另一方面是为了少喝进些霉菌。因为茶叶在生产、包装、运输、存放过程中，极易受霉菌污染，所以尽量不饮头遍茶，把浮在茶面的茶水倒掉，更为安全。

喝茶因人而异

一般来说，有些病人、孕妇不宜饮茶，即便是平常人，在饮茶方面也要有所选择。因为人群中有性别、年龄、地域、体质等区别，有一些人并不宜喝茶。所以，喝茶也要因人而异。

一、根据个人体质饮茶

辨体质选茶是茶道养生的重要基本功之一。从茶的生长地区来看，有东南西北的不同，更有寒热温凉的区别，制作加工过程也有所不同。严格地说，并不是喝所有的茶都对身体有益。

我们常常看到某些人喝龙井茶或花茶就一个劲儿要上厕所，泻得很厉害，因而不再喝茶；也有的人喝茶后会出现便秘；更有人喝茶后饥饿感很严重；有的人喝茶会整夜睡不着；有的人喝茶后血压会上升；还有的人喝茶会像喝醉酒一样，出现茶醉的怪现象，产生心慌、头晕、四肢乏力、胃里难受、站立不稳和饥饿等症状，这时就要注意对饮茶者进行调养了。产生茶醉的原因无非是空腹饮茶、血糖过低或是对茶碱过敏，或是过度疲劳，或是过度兴奋。一般情况下适当进食一些水果或糖水，或让病人休息一下，暂时停止饮茶都有助于茶醉患者的恢复。

人的形体有高矮胖瘦，人的个性有柔刚，人的精神有低沉和高昂，人的先天禀赋有强弱，这些都应区别对待。一般来说，胖人多痰湿，多畏寒，多气郁；瘦人多火，多湿热，多阴虚。南方人多火，体质多偏于阴虚，多偏于湿热；北方人多寒，体质多偏于阳虚，多偏于痰湿。从生活方式来讲，吸烟者多偏湿热，多有阴火，多有痰湿；而嗜酒者则多偏于阴虚阳亢，下焦湿热。从职业来讲，知识分子和办公室一族多好静恶动，因而体质上多外实而内虚；而体力劳动者，多好动恶静，因而在体质上多外虚而内实。在饮茶方面，有的人要讲究一些，偏嗜某种茶，这样在长期的饮茶习惯影响下，体质也会发生变化。有的人从不饮茶，刚开始饮茶时，则一在量上要轻，二在质上要柔，三在饮茶时间上要选择较为平和的时期。

选择茶叶应因人而异，还应注意人体所处的不同状态。青春期性发育，以绿茶为主；少女经期和妇女更年期，情绪不安，则饮花茶以疏肝解郁，理气调经；妇女产后和体力劳动者宜饮红茶；脑力劳动者宜饮绿茶；老年肝肾阴虚或阴阳俱虚可饮用红茶。从药茶的配合和饮用来讲，知识分子可饮用药味稍柔、药力稍缓、气味较为芳香的花类或叶类植物茶；而重体力劳动者如搬运工人、建筑工人则适合饮用药力浑厚一些的藤类、茎类植物茶。

二、不宜饮茶的人

缺铁性贫血者：茶中的鞣酸会影响人体对铁的吸收，使贫血者病情加重。

神经衰弱者：茶中的咖啡因能使人兴奋，引起基础代谢增高，加重失眠。

活动性胃溃疡患者：咖啡因刺激胃液分泌，加重病情，影响溃疡愈合。

泌尿系统结石者：茶中的草酸会导致结石增多。

肝功能不良者：咖啡因绝大部分经肝脏代谢，肝功能不良的人饮茶，将增加肝脏负担。

便秘者：鞣酸有收敛作用，能减弱肠管蠕动，加重便秘。

哺乳期妇女：咖啡因可通过乳汁进入婴儿体内，使婴儿发生肠痉挛、贫血，还会影响孩子的睡眠。

心脏病者：饮茶过多，会使心跳加快，有的还可出现心律不齐。

孕妇：孕妇在怀孕期间摄入多种营养素，除去供应自身机体新陈代谢的需要外，还要供给体内的胎儿。这时如果喝茶过多，茶中的有些物质就会在胃肠道中与孕妇食用的其他食物中的铁元素结合成一种不能被人体吸收的复合物。这样，除导致孕妇缺铁性贫血，也将给孕育中的胎儿造成先天缺铁的危险，使婴儿诞生后也患有缺铁性贫血。

发热病人：有些发烧的病人却仍照常喝茶，甚至饮浓茶，这样不但不能降低体温，还会导致体温增高。因为茶叶中的茶碱会提高人体温度，还会使降温药物的作用消失或大为减少。

自制养生茶

在日常情况下，根据身体状况，可以自制养生保健茶，现推荐其中适于长期饮用的养生茶配方。

1. 奶茶

【主治】老年人骨质疏松，精神疲惫，头晕目花。

【配方】牛奶半瓶，红茶适量，白糖少许。

【服法】红茶加水熬成浓汁，加入牛奶一起煮沸，最后加糖搅匀即成。每日 1 次，晨起空腹饮用为佳。

2. 蜂蜜茶

【主治】咽喉干燥，口渴音哑；大便干结，艰涩难行。

【配方】绿茶、蜂蜜各适量。

【服法】绿茶浓汁中加入蜂蜜即成，常服。

3. 芹菜茶

【主治】高血压病初期，神经衰弱、血管硬化症等。

【配方】芹菜 500 克，绿茶适量。

【服法】芹菜加水熬浓汁，取汁泡茶，每日 1 次。

4. 菊花茶

【主治】高血压病初期，肝火上炎的面红目赤症，以及风火外袭的红眼病。

【配方】滁菊花 10 克，绿茶适量。

【服法】开水冲泡，每日 1 次。

5. 枸杞茶

【主治】头晕目花、腰酸、口干。

【配方】绿茶、枸杞子各适量。

【服法】两物开水冲泡，每日 1 次。

6. 山楂荷叶茶

【主治】高脂血症、单纯肥胖症、胆石症、高凝血症。

【配方】食用山楂 3 枚，荷叶、绿茶适量。

【服法】山楂、荷叶加水熬浓汁，泡茶，每日 1 次。

7. 橄榄茶

【主治】咽喉肿痛、咳嗽、咯血。

【配方】青橄榄 3 枚，绿茶适量。

【服法】开水冲泡，每日 1 次。

8. 银杏叶茶

【主治】心绞痛、哮喘、脑血栓形成、大动脉炎等。

【配方】新鲜银杏叶 5 克，绿茶适量。

【服法】开水同泡，每日 1 次。

9. 生姜茶

【主治】风寒感冒头痛，恶寒，寒气入腹疼痛。

【配方】生姜、红茶各 5 克，红糖适量。

【服法】生姜加水熬浓汁，取汁泡茶加红糖，热服，令汗出。

10. 橘皮茶

【主治】消化不良，胃腹胀满，便秘，痰多咳嗽。

【配方】新鲜橘皮 1 片，绿茶适量。

【服法】同用开水冲泡，每日 1 次。

11. 薄荷茶

【主治】风热外感之咽痛、音哑、头痛、咽痒、发热、微恶寒、便秘。

【配方】绿茶、薄荷适量，蜂蜜少许。

【服法】茶叶、薄荷开水同泡，加入蜂蜜，每日 1 次。

12. 玉米须茶

【主治】糖尿病、肾炎蛋白尿、黄疸型肝炎等。

【配方】新鲜玉米须 100 克（干者 50 克），绿茶适量。

【服法】玉米须加水熬浓汁，汁水冲泡茶叶，每日 1～2 次。

13. 桑白皮茶

【主治】糖尿病、流鼻血、咳喘等病症。

【配方】桑白皮 30 克，绿茶适量。

【服法】桑白皮炙黄黑后，切细加水熬浓汁，汁水冲泡绿茶，每日 1 次。

14. 芦根茶

【主治】热病后口渴引饮、咳嗽。

【配方】鲜芦根 1 支（干者 60 克），绿茶适量。

【服法】芦根熬浓汁，冲茶饮服。

辨证治病药茶

在疾病状态下，根据病证的寒、热、虚、实，可以选用对症药茶进行疾病治疗，这里推荐一些简单的辨证药茶配方。

一、清热药茶方

清热茶方适用于治疗各种原因引起的热证病患者，主要表现为发热、目赤、面红、汗出、烦渴、咽喉肿痛、口舌生疮、大便秘结、小便赤短，甚至热极而抽搐、热盛而神昏。这在中医看来都是由于阳气过盛，热邪从内而发导致的。治疗方法应清热解毒，泻火除烦。

1. 清肝火茶

【主治】肝火盛而引起赤眼、怕光等症。

【配方】菊花 10 克，龙井茶 3 克，或合欢花 3 克，绿茶 3 克，胖大海 3 枚，冰糖适量。

【服法】共用沸水冲泡，放凉，每日代茶饮，不拘次数。

2. 清肺火茶

【主治】治疗由肺热引起的咳嗽等症。

【配方】芙蓉花 9～15 克，或橄榄 4 枚、冰糖 15 克，茶适量。

【服法】取鲜橄榄，洗净，劈开，加冰糖和水适量，煎到出味，一次或分次温服。

3. 清热解暑茶

【主治】外感暑热头昏、头痛、腹泻、口渴、少尿等症。

【配方】荷叶 20 克，或鲜西瓜皮 30 克。

【服法】煎水代茶饮。荷叶能降脂减肥，也可长期饮用。

4. 清胃火茶

【主治】治疗胃火牙痛、口臭、口疮等症。

【配方】生栀子 10 克，或茵陈 10 克。

【服法】开水冲泡代茶饮。

二、散寒药茶方

散寒茶方适合治疗各种原因引起的寒证病人。主要表现为畏寒、肢冷、无汗、全身疼痛、大便溏稀、小便清澈、夜尿多、神志萎靡、口不渴。这些在中医看来都是由于阴盛阳衰所致，治疗时宜解表或温里散寒。

1. 散表寒茶

【主治】治外感风寒引起的一般性疾病。

【配方】红茶3克，生姜、干姜各2克，小茴香2克。

【服法】水煎代茶饮。

2. 散胃寒茶

【主治】治疗腹中虚寒引起的口泛清水、呕吐、腹痛病症。

【配方】干姜3克，大枣2枚，紫苏叶3克，红茶3克。

【服法】水煎代茶饮。

3. 散肾寒茶

【主治】治疗男子肾虚、勃起障碍、遗精、腰痛，老人内寒夜尿多，或小儿冬天遗尿病症。

【配方】红茶3克，桂皮1.5克，核桃仁6克，乌药3克；或用花椒3克，杜仲3克，冬虫夏草2克，僵蚕1克，红茶2克，红糖3克。

【服法】水煎代茶饮。

三、补血药茶方

补血茶方常用于治疗各种血虚病症。主要表现为面色苍白或萎黄，爪甲无华，贫血，妇女月经量少而淡，脉微弱无力，舌质淡。主要是由脾胃虚弱不能生血，肝血虚而不能藏血所致，治疗时应健脾补血，滋肝养血。

1. 补气养血茶

【主治】气血两虚证，神疲乏力，面色苍白，易出紫斑等病症。

【配方】黑豆30克，桂圆肉10克，红枣2枚。

【服法】开水冲泡，代茶饮。

2. 补肾养血茶

【主治】气阴两虚证，大汗欲脱者。

【配方】山萸肉30克，煎浓汁，加冰糖适量。

【服法】代茶饮。

3. 补肾健脾茶

【主治】脾肾两虚证，虚胖、水肿、便秘者。

【配方】乌龙茶3克，槐角18克，何首乌30克，冬瓜皮18克，山楂肉15克，桑葚9克，枸杞子10克。

【服法】代茶饮。

四、补气药茶方

补气茶方适用于治疗各种气虚病症。主要表现为面色苍白，动则气短，全身出虚汗，不能活动，口唇淡而无色，视物昏花，脉无力。主要是由脾肺虚弱、元气不足所致，治疗时应补元气，益脾肺。

1. 补肺气茶

【主治】肺气虚，卫表不固，多汗症。

【配方】小麦50克，黄芪10克，白糖适量。或用黄芪15克，红枣20个。

【服法】泡茶饮。

2. 益肾气茶

【主治】肾气不固，小便失禁，甚至动则气喘。

【配方】枸杞子、五味子各 6 克，白糖适量，或用冬虫夏草 10 克。

【服法】沸水冲泡，代茶饮。冬虫夏草余渣焙干为细末，每次 6 克，日服 2 次。

3. 补脾益气茶

【主治】脾肾气虚、腹泻、遗精等病症。

【配方】牛乳 1000 克，红茶、食盐适量。

【服法】将红茶用水熬浓汁，再把牛乳煮沸，盛在碗里，加入红糖。同时加入少许食盐，和匀，代茶饮服。

五、补阴药茶方

补阴茶方适用于治疗各种阴虚证引起的眼睛干涩、耳鸣、目眩、腰膝酸软、遗精、滑精、五心烦热、失眠健忘、舌质干红、脉细数。主要由肝肾阴虚，阴虚阳亢所致。治疗时应补肝肾，填精髓。

1. 补脾养阴茶

【主治】脾肺阴虚盗汗症，夜间出汗，气短，易疲劳。

【配方】大枣、乌梅各 10 枚。

【服法】开水冲泡代茶饮。

2. 补肺养阴茶

【主治】肺阴虚盗汗症，见于久咳、肺结核或女性更年期夜间出汗者。

【配方】百合（鲜者良）50 克，碧桃干 15 克，或桑叶 10 克。

【服法】泡为茶饮。

3. 补肾养阴茶

【主治】肝肾阴虚、眼睛干涩、白发增多、腰酸腿软。

【配方】何首乌 6 克，或枸杞 15 克。

【服法】何首乌切成薄片，沸水冲泡，代茶饮。

六、补阳药茶方

补阳茶方适用于治疗各种阳虚所导致的四肢不温，血脉拘挛，皮肤清冷，夜尿频频，腰酸膝冷，舌质淡，脉沉微等。主要是由肾阳虚损，不能温煦静脉四肢所致。治疗时应温肾壮阳，通经散寒。

1. 温肾通便茶

【主治】治疗肾阳虚、怕冷、便秘、腰酸、小便失禁等病症。

【配方】杜仲 3 克，肉苁蓉 3 克，桑寄生 3 克，红茶 3 克。

【服法】以上药碾末，每次取 3 克用开水冲服代茶饮。

2. 温阳止痛茶

【主治】治疗阳虚引起的手足关节病及阳虚头痛。

【配方】淫羊藿3克，路路通3克，当归2克，川芎2克。

【服法】以上药以水煎煮代茶饮。

3. 温肾壮阳茶

【主治】治疗阳虚引起的手足不温、性功能低下等病症。

【配方】梅花3克，红茶3克，核桃仁3克，大枣3克，龙眼3克。

【服法】水煎代茶饮。

4. 温肾暖胃茶

【主治】虚寒性胃痛、呕吐、胃溃疡、空腹疼痛、喜温喜按等病症。

【配方】桂皮3克，茴香2克，干姜1.5克，韭菜9克，红茶3克。

【服法】以水煎取，温服代茶饮。

5. 温肾调经茶

【主治】治疗妇女各种劳损引起的虚弱、月经不调、痛经等病症。

【配方】当归5克，川芎3克，干地黄3克，杜仲6克，玄胡索1.5克，益母草3克。

【服法】以上六味药以布包，放至200克羊肉中，以水煎煮，等羊肉熟后取汤温服代茶饮。

6. 温肾固涩茶

【主治】女性肝肾虚弱引起的气短、咳喘、嗜睡、小便多等病症。

【配方】菟丝子5克，桂圆肉2克，杏仁3克，百合2克，乌龙茶3克。

【服法】以上药碾磨以后以开水泡饮。

七、活血药茶方

活血茶适用于治疗各种瘀血所导致的肌肤变得如鳞甲般粗糙干枯、面色及皮肤暗而有瘀斑、背部刺痛、全身经脉血管瘀紫、结膜有淤点、舌青紫等病症。治疗原则为活血化瘀，通气活络。

1. 活血解郁茶

【主治】治胸闷、忧郁、失眠、健忘及跌打损伤。

【配方】合欢花3～9克。

【服法】开水冲泡代茶饮。

2. 活血止血茶

【主治】治疗吐血症。

【配方】莲花3～5克，或藕节15克。

【服法】水煎服，当茶饮。

3. 活血祛风茶

【主治】治产后生风、瘫痪、麻木。

【配方】蔷薇花20克，当归10克，红花5克。

【服法】开水冲泡代茶饮。

4. 活血调经茶

【主治】治妇女月经不调、经色暗有血块，痛经等病症。

【配方】牡丹花 2 朵（去芯）。

【服法】切成丝，开水冲泡代茶饮。

5. 活血消肿茶

【主治】治疗血吸虫腹水症。

【配方】桃花 3～6 克。

【服法】水煎代茶饮。

6. 活血止痛茶

【主治】用于血瘀肿痛，跌打损伤。

【配方】红花 1 克，月季花 5 克，红糖 25 克。

【服法】加水 300 毫升，煮沸 5 分钟，代茶饮，日服 1 剂。

八、行气药茶方

行气茶方适用于治疗各种气阻、气郁导致的胸腹闷胀，放屁频繁，腹中胀痛，乳房及两胁胀满，喜叹气，妇女痛经，头痛，精神刺激后尤为严重等病症。治疗宜行气止痛，疏肝通络。

1. 行气解郁茶

【主治】治疗各种气郁引起的叹息、情绪低落、易发怒、烦躁，妇女月经不调、两胁胀痛、乳房胀痛等病症。

【配方】柴胡 3 克，木香 2 克，陈皮 2 克，桂圆肉 3 克，代代花 2 克，白芍 2 克，茉莉花茶 3 克。

【服法】以上诸药煮沸 5 分钟，代茶饮。

2. 行气消胀茶

【主治】治疗胃胀嗳气、消化不良等病症。

【配方】橘红 3 克，柚子皮 6 克，丁香花 3 克，花茶 3 克。

【服法】以水共煮 5 分钟，代茶饮。

3. 行气止痛茶

【主治】治疗肝病引起的肝区痛、胃区痛及更年期综合征等。

【配方】香附 3 克，玫瑰花 3 克，菊花 3 克，地龙 3 克，槐花 3 克，茉莉花茶 3 克。

【服法】以上共研成粉，以开水冲服代茶饮。

4. 行气通便茶

【主治】治疗胆病引起的黄疸、腹胀、大便不爽等病症。

【配方】厚朴花 3 克，茶花 3 克，佛手 1.5 克，花茶 3 克。

【服法】碾末，以开水冲服代茶饮。

九、化痰药茶方

化痰茶方适用于治疗各种痰湿内阻所导致的咳嗽痰多、喘声连连、大便溏稀、小便不利、面部水肿等症。治疗宜化痰除湿，消肿。

1. 化痰止咳茶

【主治】痰湿咳嗽，症状见晨起咳嗽痰多、胸闷、气短等。

【配方】陈皮3克，半夏1.5克，茯苓3克，枇杷叶1.5克，蜜1.5克。

【服法】以开水冲泡代茶饮。

2. 润肺化痰茶

【主治】治疗老人冬季咳喘、老痰不易咳出、肺气肿等病。

【配方】干姜3克，款冬花、紫菀各3克，白果2个，花茶3克，蜜1.5克。

【服法】水煎代茶饮。

3. 清肺化痰茶

【主治】治疗肺热咳嗽、痰色或黄或白等症。

【配方】全瓜蒌10克，杏仁1.5克，桑白皮1.5克，贝母1.5克。

【服法】以上四药以水煎煮代茶饮。

4. 宣肺化痰茶

【主治】治疗各种热病咳嗽，痰黄黏稠兼有喉痛发热等症。

【配方】桔梗6克，百部3克，大青叶2克，淡竹叶2克，绿茶3克。

【服法】以水煎煮代茶饮。

十、消食药茶方

消食茶方适用于治疗各种因脾胃虚弱或宿食内积，不能消化而导致的腹部胀满、嗳气、吞酸，大便臭秽或大便不爽，食欲不振，舌苔厚腻等症。治疗宜健脾消食。

1. 开胃消食茶

【主治】治疗各种食欲不振、不思饮食病症。

【配方】花茶 3 克，山楂片 2 片，新鲜橘皮 3～5 克，冰糖 1 块。

【服法】开水冲泡代茶饮。

2. 消食除胀茶

【主治】治疗饮食过饱，腹胀，放屁，不思饮食者。

【配方】新鲜橘皮 3 克，槟榔 2 克，枳壳 3 克，萝卜籽 2 克，花茶 3 克。

【服法】水煎煮代茶饮。

3. 消食除腻茶

【主治】治疗饮食肥腻后，胃肠不舒等病症。

【配方】橘饼 1 枚，绿茶 3 克，白萝卜 1 块（约 20 克）。

【服法】水煎汤代茶饮。

4. 消食解酒茶

【主治】治疗酒食过饱引起的“醉饱症”。

【配方】玫瑰花 3 克，月季花 3 克，陈皮 2 克，枳实 2 克，丁香花 3 克，石菖蒲 3 克。

【服法】煎水代茶饮。

5. 提神解酒茶

【主治】酒后头昏、头晕、头痛，可增加酒量，促进酒精排出。

【配方】葛花 5 克，葛根 5 克，菊花 3 克，绿茶 3 克。

【服法】开水泡饮。

十一、降血压药茶方

高血压是一种慢性疾病，在药物治疗的同时，可以用药茶配合治疗或预防其发病。降血压药茶的选择也要因人而异、因时制宜。

1. 荷叶茶

【主治】肥胖所致的血压偏高，有扩张血管、降血压、降血脂、减肥、清热解暑等功效。

【配方】鲜荷叶适量。

【服法】用鲜荷叶洗净切碎，加适量水煎，代茶饮用。

2. 莲心茶

【主治】莲心即莲子中间青绿色的胚芽，其味极苦，除降血压外，还能清热、固精安神、强心。莲心茶对高血压患者出现的心火旺盛、心烦失眠等症状有较好疗效。

【配方】莲心 3 克，配少许绿茶。

【服法】开水冲泡代茶饮。

3. 槐花茶

【主治】槐花可收敛血管，既可止血，又可降压。槐花茶适宜治疗高血压伴大便出血症状者。

【配方】将槐花花蕾晒干，取适量，或加少许茶叶。

【服法】开水浸泡代茶饮。

4. 决明子茶

【主治】决明子具有清肝明目、降血压、降血脂、利尿、润肠通便、健胃等作用，决明子茶适用于肝火旺、血脂高、大便不畅的高血压患者。

【配方】决明子 15～20 克。

【服法】泡水代茶饮。

养颜美容茶疗方

饮茶有利于健康，强健的身体又是人体健美的根本。茶能养颜美容，乃是借茶的营养作用、药理作用，使人体气血流畅，腠理疏通，而达到治病祛疾，抗皱润肤，美颜悦色，乌发生精的效果，这就是茶能养颜美容的理论依据。若在茶疗的基础上，配以对症药食，则美容功效更显著。

一、润肤药茶方

天气干燥或体内津、血不足，会导致皮肤失润、抵抗力降低和再生修复力的下降，严重时可致干性脂溢性皮炎，具体表现是面部起红斑，并伴随皮肤脱皮现象，十分刺痒难受。调理的重点在于补气补血，滋阴润燥，可以用药茶疗法，滋润皮肤。

1. 芝麻润肤茶

【主治】芝麻能滋补肝肾，养血润燥，本方主治肝肾阴虚、皮肤干燥、毛发干枯等症。

【配方】芝麻500克，茶叶750克。

【服法】芝麻焙黄，每次取2克，加茶叶3克，加水煎沸3分钟，每日1剂，25天为1疗程。

2. 桂花润肤茶

【主治】桂花温经活血，与茶叶相配，能强肌滋肤、活血润喉，适用于皮肤干裂、声音沙哑等症。

【配方】干桂花2克，茶叶2克。

【服法】混合后用沸水冲泡5分钟即可饮用，每日2次。

3. 牛奶润肤红茶

【主治】牛奶能益气养血，补肾润肤，配以茶叶，用于治疗皮肤干燥、气血不足症。

【配方】牛奶100克，红茶适量。

【服法】红茶加入水煎沸5分钟去渣取浓汁，再将牛奶煮沸后，掺入茶汁混匀即成，每日晨起空腹饮用。

4. 党参红枣茶

【主治】党参、红枣能补气养血，本方适用于气血两虚，尤其是女性因出血过多而致的面色萎黄、皮肤干燥症。

【配方】党参15克，红枣15枚，茶叶3克。

【服法】将党参、红枣、茶叶加水适量，煎沸3分钟后饮用，每日1次。

5. 慈禧珍珠茶

【主治】珍珠粉能滋润皮肤，延缓衰老，本方适用于皮肤早衰，有美容养颜、润泽肌肤的功效。

【配方】珍珠粉 2 克，茶叶 3 克。

【服法】取茶叶用沸水冲泡后，待温送服珍珠粉，隔 10 日服 1 次。

二、祛斑药茶方

脸上有斑是所有女人都不愿意看到的，特别是黄褐斑。用茶疗法来调节身体机能，可以达到消黑祛斑的目的。

1. 山楂橘皮祛斑茶

【主治】女性黄褐斑，多因肝郁气滞所致，本方中山楂活血，橘皮行滞，蜂蜜润肤，适用于气滞血瘀所致的皮肤色斑、黄褐斑、皮肤干燥症等。

【配方】山楂、橘皮、蜂蜜各 10 克，茶叶 3 克。

【服法】山楂、橘皮、茶叶加水共煮，待凉，用纱布滤渣取汁加蜂蜜调用。

2. 蜂梨甘蔗祛斑饮

【主治】因阴津亏损，肌肤失润所致色斑者，宜用养阴祛斑法，本方中雪梨、甘蔗、葡萄、蜂蜜均能养阴润肺，适用于阴液亏损所致的面部灰暗、黑斑、雀斑。能清肺热，滋五脏六腑，祛除黄褐斑。

【配方】雪梨 100 克，甘蔗 200 克，葡萄 300 克，蜂蜜 100 克。

【服法】将雪梨、甘蔗、葡萄洗净搅汁去渣，与蜂蜜混合装瓶备用，早晚各吃 10 毫升，兑开水饮用。

3. 豆汁消斑茶

【主治】湿热较重、面部生疮、伴有黄褐斑者，宜清热利湿，本方适用于湿热较重所致的面部灰暗、黄褐斑、雀斑。能滋五脏，润六腑，清湿热，坚持饮用有祛除黄褐斑的作用。

【配方】黄豆、绿豆、赤豆各100克，茶叶3克，白糖适量。

【服法】将黄豆、绿豆、赤豆洗净浸泡至涨后混合捣汁，加入茶叶、清水适量煮沸3分钟，用白糖调味饮服，每日1剂。

三、乌发药茶方

少白头的发生多与精神因素、营养不良、内分泌障碍以及全身慢性消耗性疾病有关。先天性的少白头，多与遗传有关，不易治疗。而后天性的少白头，除了根据病因治疗外，还应加强营养，因为饮食中缺乏铜、钴、铁、蛋白质和营养不良是早生白发的病因之一。日常补充营养，适量摄入富含微量元素及蛋白质的食物，有改善和治疗白发的作用。

1. 返老还童茶

【主治】槐角能凉血，何首乌益肾降脂，冬瓜皮利湿，山楂活血降脂，本茶方可用于肥胖、高脂血症、动脉硬化导致的头发早白或头发枯黄等，长期饮用有返老还童之效。

【配方】槐角18克，何首乌30克，冬瓜皮18克，山楂15克，乌龙茶3克。

【服法】槐角、何首乌、冬瓜皮、山楂加水煎沸 20 分钟，去渣取汁冲泡乌龙茶 5 分钟后饮用，每日 1 剂。

2. 生姜大枣茶

【主治】生姜和胃散寒，大枣补气养血，姜枣配用能开胃养血，改善发质营养，本方适于饮食较少、头发枯黄或早白者饮用。

【配方】生姜 10 克，红枣 15 枚，红茶 3 克。

【服法】生姜切片，红枣剖开，加水煎煮沸 5 分钟，取汁冲泡红茶饮用，每日 1 剂。

3. 乌发茶叶水

【主治】头发枯黄、早生白发或眉毛稀少，本方有润须、乌发、泽眉功效。

【配方】茶叶 10 克。

【用法】茶叶加沸水冲泡 5 分钟，去渣取汁。将洗过的头发，再用茶叶水冲洗，或用纱布蘸茶水刷洗眉毛，每日 1 次。

第四篇　喝酒

《中国居民膳食指南》建议“饮酒应限量”，这说明酒不宜多饮，过饮对健康有危害。少量饮低度酒并不一定有害，有时还有不少好处，但过量饮酒甚至酗酒肯定是有百害而无一益。要想对此有一个详细的了解，必须对酒的品质与作用，酒对人体的影响，究竟可以饮什么酒，以及如何限制饮酒有科学的认识！

酒文化与习俗

酒作为一种特殊的文化形式，在传统的中国文化中有其独特的地位。在几千年的文明史中，酒几乎渗透到社会生活中的各个领域，并形成了诸多习俗。

一、酒的史话

历史上，中国是一个以农业立国的国家，因此一切政治、经济活动都以农业发展为立足点。而中国的酒，绝大多数是以粮食酿造的，酿酒业紧紧依附于农业，成为农业经济的一部分。粮食生产的丰歉是酒业兴衰的晴雨表，各朝代统治者根据粮食的收成情况，通过发布酒禁或开禁来调节酒的生产，从而确保民食。反过来，酒业的兴衰也反映了农业生产的状况。酒与社会经济活动是密切相关的。从汉武帝时期实行国家对酒的专卖政策以来，从酿酒业收取的专卖费或酒的专税就成为了国家财政收入的主要来源之一。酒税收入在历史上还与军费、战争有关，直接关系到国家的生死存亡。在有的朝代，酒税还与徭役及其他税赋形式有关。酒的厚利往往又成为国家、商贾富豪及民众争夺的“肥肉”。

中国古人将酒的作用归纳为三类：酒以治病，酒以养老，酒以成礼。几千年来，酒的作用并不限于此，还包括：酒以成欢，酒以忘忧，酒以壮胆。但酒也使人沉湎，堕落，伤身败体。

总之，酒是社会文明的标志，研究社会的文明史，不可不研究酒文化史。中国酒文化中的丰富内涵，会给人们带来乐趣和启示。

二、饮酒习俗

中国人一年中的几个重大节日，都有相应的饮酒活动，如端午节饮菖蒲酒，重阳节饮菊花酒，除夕夜饮年酒。在一些地方，如江西民间，春季插完禾苗后，要欢聚饮酒，庆贺丰收时更要饮酒，酒席散尽之时，往往是“家家扶得醉人归”。

1. 年酒

春节，是中国人最为注重的节日，是家人团聚的日子，年夜饭是一年中最为丰盛的酒席。即使平时不怎么喝酒，年夜饭中的酒也是必不可少的。吃完年夜饭，有的人还有饮酒守夜的习俗。新年伊始，古人有合家饮屠苏酒的习俗，饮酒时，从小至大依次饮用。据说饮此酒可以避瘟气。有的地方，正月的第一天，人们一般是不出门的，从正月初二才开始串门。有客人上门，主人将准备好的精美下酒菜肴摆上桌子，斟上酒，共贺新春。

2. 岁酒

朝鲜族习惯在岁首节饮岁酒，这种酒多在岁首节前酿造。岁酒以大米为主料，配以桔梗、防风、山椒、肉桂等多味食材和药材，类似于汉族的屠苏酒，但配方有所不同。此酒用于节日期间自饮和待客，被认为可避邪、益寿。

3. 新谷酒

哈尼族有饮新谷酒的习俗。每年秋收之前，居住在云南元江一带的哈尼族，按照传统习俗，都要举行一次盛大的喝新谷酒的仪式，以欢庆五谷丰登，人畜平安。所谓新谷酒，是各家从田里割回一把即将成熟的谷子，倒挂在堂屋右后方山墙上部的一块小篾笆边，意求家神保护庄稼，然后勒下谷粒百十粒，有的炸成谷花，有的不炸，放入酒瓶内泡酒。喝新谷酒选定在一个吉祥的日子，家家户户置办丰盛的饭菜，全家老少都无一例外地喝上几口新谷酒。这顿饭人人都要吃得酒酣饭饱。

4. 菊花酒

许多地方都有重阳节饮菊花酒的习俗。这一习俗由来已久，《西京杂记》曾记载：“菊花舒时并采茎叶，杂黍米酿之，至来年九月九日始熟，就饮焉，故谓之菊花酒。”

5. 女儿酒

在南方，女儿结婚时，有饮女儿酒的习俗。这一习俗最早记载见于晋人嵇含所著的《南方草木状》，说南方人生下女儿才数岁，便开始酿酒，酿成酒后，埋藏于池塘底部，待女儿出嫁之时才取出供宾客饮用。这种酒在绍兴得到继承，发展成为著名的花雕酒，其酒质与一般的绍兴酒并无显著差别，主要是装酒的坛子独特，这种酒坛还在土坯时，就雕上各种花卉图案、人物鸟兽、山水亭榭，等到女儿出嫁时，取出酒坛，请画匠用油彩画出“百戏”，如“八仙过海”、“龙凤呈祥”、“嫦娥奔月”等，并配以吉祥如意、花好月圆的“彩头”。

6. 喜酒

喜酒往往是婚礼的代名词，置办喜酒即办婚事，去喝喜酒，也就是去参加婚礼。

7. 交杯酒

古代喝交杯酒又称为“合卺”，古语有“合卺而酳”，孔颖达解释道“以一瓠分为二瓢谓之卺，婿之与妇各执一片以酳（即以酒漱口）”，合卺又引申为结婚的意思。在唐代即有交杯酒这一名称，到了宋代，在礼仪上，盛行用彩丝将两只酒杯相连，并绾成同心结之类的彩结，夫妻互饮一盏，或夫妻传饮。这种风俗在我国非常普遍，如在绍兴地区喝交杯酒时，由男方亲属中儿女双全、福气好的中年妇女主持，喝交杯酒前，先要给坐在床上的新郎新娘喂几颗小汤圆，然后，斟上两盅花雕酒，分别给新婚夫妇各饮一口，然后把这两盅酒混合，又分为两盅，取“我中有你，你中有我”之意，让新郎新娘喝完后，向门外撒大把的喜糖，让外面围观的人群争抢。

满族人结婚入夜喝交杯酒时，洞房花烛齐亮，新郎给新娘揭下盖头后要坐在新娘左边，娶亲太太捧着酒杯，先请新郎抿一口；送亲太太捧着酒杯，先请新娘抿一口；然后两位太太将酒杯交换，请新郎新娘再各抿一口。

8. 接风酒和出门酒

达斡尔族人结婚时，送亲的人一到男家，新郎父母要向送亲人敬“接风酒”，这也叫“进门盅”，来宾要全部饮尽，以示已是一家人。尔后，男家要摆三道席宴款待来宾。婚礼后，女方家远者多在新郎家住一夜，次日才走，在送亲人返程时，新郎父母都恭候门旁内侧，向贵宾一一敬“出门酒”。

9. 会亲酒与回门酒

订婚仪式时，要摆的酒席叫“会亲酒”，喝了会亲酒，表示婚事已成定局，婚姻契约已经生效，此后男女双方不得随意退婚、赖婚。结婚的第二天，新婚夫妇要“回门”，即回到娘家探望长辈，娘家要置宴款待，俗称“回门酒”。回门酒只设午餐一顿，酒宴后夫妻双双回家。

酒的酿造

古人称酒是“熟谷之液”，就是说酒是由水谷酿造而成的。其中含水谷之精华，但性热有毒，过饮则伤人。采用不同的酿造方法生产出的酒，品质与营养亦有差异。

我国酿造的酒分蒸馏酒、发酵酒、配制酒三类。

蒸馏酒由淀粉或糖类经发酵制成酒醅，再经蒸馏而成，一般需要贮存、勾兑后才能饮用。酒精浓度比较高，可达40％～60％，属于烈性酒，如白酒、白兰地、威士忌等。

发酵酒是以大麦、大米或葡萄、苹果、山楂等水果及酒花等原料，经过发酵酿造而成的酒。酒精含量较低，大约为百分之十几，因此比较柔和，如葡萄酒、绍兴酒等。

配制酒的酒精浓度介于蒸馏酒和发酵酒之间，一般酒精浓度在25%～40%，如青梅酒、玫瑰酒、竹叶青等。

酒中的主要成分是酒精，酒精全部燃烧，每克可产生7千卡热量，少量饮酒可增加身体能量，并有舒筋活血、促进消化、增加食欲的作用。

啤酒中不仅酒精含量低，而且还含有麦芽糖、葡萄糖、少量氨基酸和B族维生素，每100克啤酒供给40～50千卡热量，相当于50克粮食供给的能量。啤酒中的酒花有健胃消食、清热利湿、抗细菌和病毒作用。啤酒中的二氧化碳喝进胃里再排出后，可带走一部分热，使人有凉爽感觉。因此，夏季人们喜欢喝啤酒。但啤酒也不能过量饮用，一是酒精过量可危害各种器官，二是热量过多而引发肥胖或啤酒肚、啤酒心，影响健康。

葡萄酒是由葡萄发酵酿制而成的，味香色美，含酒精12%～15%，50克葡萄酒含酒精6～8克，葡萄皮中有一种抗病毒作用的化学物质，制成酒后仍有相当量的抗病毒成分。常饮葡萄酒有舒筋活络、治疗贫血作用。

绍兴酒、米酒是由糯米发酵而制成的。酒精浓度为12%～15%，多用于烹调菜肴，既可去腥，又增香美之味，故也称料酒。

总之，各种酒类宜少饮，千万不能过量，更不能天天饮、餐餐饮，形成酒瘾及酗酒。

酒的品质鉴别

酒有白酒、啤酒、黄酒、果酒四大类。对不同的酒，有不同的方法辨别酒的好坏。

一、白酒

辨别白酒的好坏，主要从色、香、味三个方面判断。

1. 色

好的白酒应该是透明无色或微淡黄色，无杂质悬浮或沉淀。鉴别时，可将酒瓶猛地倒置，气泡消失得慢则酒的质量好。气泡消失得慢，说明酒浓度高，存放时间长，喝时味道醇香。

2. 香

好的白酒在酒瓶口应闻到有香气。这是因为酒中乙醇与水反应生成酯，酒存放时间越长，也就越香。我国有不同香型的白酒：清香型、浓香型、酱香型、米香型、兼香型（兼有两种香型）五种。

清香型：具有这类香型的酒，气味清香纯净，它的代表是山西杏花村的汾酒。

浓香型：这类酒的酒气浓郁芳香，酒质纯正甘甜，饮后郁香长留，回味无穷，主要以四川五粮液和泸州特曲为代表，也称泸香型或窖香型。

酱香型：酒气香而不艳，低而不淡，酒在杯中放置隔日不失其香，主要以贵州茅台为代表，也称为茅台型。

米香型：此类酒酒质纯净，气味幽雅清柔，入口绵甜，回味怡畅，如桂林三花酒等。

兼香型：有闻香、口香、回味香等特点，如“白沙液”，既有酱香，又有浓香。

3. 味

好的白酒纯正，无异味。取一滴酒置于手心，然后两手心接触摩擦片刻。酒生热后发出的气味清香，则为上等酒；若气味发甜，则为中等酒；若气味臭苦，必为劣酒无疑。

温馨提示

鉴别白酒时，还可以取食用油一滴，置于酒中，若发现油在酒中不规则扩散，下沉速度有明显变化，则为劣质酒。若发现油在酒中较规则扩散和匀速下沉，则为优质酒。

二、黄酒

黄酒的好坏，主要从色、味方面去辨别，香味不明显。

色：黄酒有多种颜色，无论哪种颜色都应晶莹透明，不混浊。一般无沉淀物，若存放时间过长，稍有沉淀，不影响饮用。

味：好的黄酒应甘甜爽口、醇和，无辛酸、辣涩等异味。

三、啤酒

选购啤酒时，可以用“看色泽、透明度及泡沫，闻香气，尝味道”的方法来判断质量的优劣。

1. 看色泽

将啤酒倒入洁净干燥的大口无色透明玻璃杯内，浅色黄啤酒应呈微带青的金黄色，不可色暗；黄啤酒应呈淡黄色或淡黄带绿色，色淡者为优，不可带有暗褐色；黑啤酒应呈黑红色或黑棕色，不可呈黑褐色、浅红或棕色。但所有啤酒都应酒液清亮透明，有光，无悬浮物及沉淀物。质优的啤酒，注入杯内时升起的泡沫高度不应低于 3 厘米，而且泡沫洁白、细腻，能持续 4～5 分钟以上才消失。质量较次的啤酒，泡沫升起的高度低，泡沫微黄、较粗、不持久，或者无泡沫、喷泡。

温馨提示

有人以为喷泡是好啤酒，其实这是一种病害表现。引起喷泡蹿沫的原因是酿造啤酒用的大麦受潮，滋生出很多霉菌，其中根霉菌和链刀霉菌又产生肽类物质，这种物质就容易引起啤酒蹿沫。

2. 闻香气

质优的啤酒，应具有显著的麦芽清香和酒花特有的香气；质较次的啤酒，麦芽清香和酒花香气不明显；质次的，往往不但无麦芽和酒花香气，甚至会有生酒气味、老化气味等异味。

3. 尝味道

尝味道，即呷一口啤酒，含在嘴里，用味觉、嗅觉检验其质量优劣。啤酒应具有特殊的麦芽香气。质优的啤酒，喝到嘴里具有杀口和非常爽口的感觉，没有异味、涩味等。如黄啤酒，清苦、爽口、细腻；红啤酒初味苦而回味甜；黑啤酒味道香浓质厚实。质次的啤酒，不仅口味平淡，而且会带有苦味，涩味，有的还会带有酵母臭味、不成熟的啤酒味等异味。

一般来说，如果啤酒的色泽、透明度、泡沫及香气均不好，也不会有良好的风味。

四、葡萄酒

鉴赏红酒从酒标开始。如今不少人开始养成定期购买进口红酒的习惯，甚至在家中收藏了不少颇为昂贵的红酒。建议大家在喝完名酒之后，可以如集邮般将酒瓶上的标贴揭下来作为纪念品收藏。其实，将酒标收藏起来更主要的是可以让人很快从酒标上辨别出酒的口味。

不同国家的葡萄酒酒标也不一样，但大体上都包括产地、年份、等级、酒庄以及酒精度、甜度、酒瓶容量等要素。以对其他国家酒标影响颇大的法国波尔多酒为例，位于酒标最上端醒目处的一般是出产年份，通过查找专门的书籍，可以知道这一年份的酒质量如何。再下是酒庄（CHA-

TEAU）的名称，接下来是这一酒庄所属的村庄，其下一般是法定的产区名称。再下面应该有分类等级，由高到低分别是法定产区酒（AOC）、优良地区酒（VDQS）、地区酒（VINS DE PAYS）和日常餐酒（VINS DE TABLE）。同时，还会标明其质量，GRANDCRU为质量最高的酒，其下依次为PREMIER CRU CLASSE、CRUCLASSE、CRUEXCEPTIONAL、CRUBOURGEOIS。不同的酒标这些重要信息的排列次序也许会不同。

德国、意大利、美国的酒标虽然都不比法国波尔多的酒标复杂，但也各有特色。有兴趣的朋友可以留意一下。

温馨提示

如果面对着一大排的红酒眼花缭乱不知如何选择，记住这一小窍门——酒瓶底部凹陷越深的一般也越昂贵，先摸瓶底再看酒标就能事半功倍。

葡萄酒的营养价值

葡萄酒是用葡萄经过发酵酿制而成的。葡萄酒酒精含量一般为12%～20%。葡萄酒的品种很多，一般根据色泽、甜度、葡萄品种、产地等分类，可分为红葡萄酒、白葡萄酒、甜葡萄酒、半干葡萄酒等。

葡萄酒具有葡萄香味和醇厚的酒香。酒内含有葡萄糖、果糖、戊糖和多种氨基酸，这些物质都能直接被人体吸收，有益于人体健康。酒内含有果胶质、黏液质、多种有机酸和一些无机盐，这些物质都与人体新陈代谢有关，能促进新陈代谢。葡萄酒中还含有大量维生素 B_{12}，因此，适量饮用后能治疗贫血病，具有补血益气的功效。

我国传统医学认为，葡萄酒具有开胃健脾、补血益气、化痰消食、开胸除烦、止痛解毒等功效。一般来说，中老年人每天适量饮一小杯，大约 50 毫升，对身体健康有益，既能心怡神爽，又能促进消化。但多饮则对身体健康不利，其中的酒精会损害人体健康。

我国生产的葡萄酒，尤以山东烟台的红葡萄酒最为著名，它色如红宝石，晶莹透亮，香气浓郁，滋味醇厚，甜酸可口，在世界各地享有盛誉。

黑啤酒的营养价值

黑啤酒不同于黄啤酒，其生产工艺较黄啤酒复杂，难度大。在原料上除使用一般淡色麦芽外，又添加一定量的焦香麦芽和黑麦芽。酿制中选用强壮酵母、优质酒花和经科学处理的酿制用水，精工细作，从原料加工、糖化、冷却、前发酵、后发酵、过滤到灌装工序，酿制期达 80 天左右。

黑啤酒具有多方面的优点，它不像汽酒和黄啤酒那样清淡，又不像高度酒那样浓烈。它甜而不腻，香味明显，味感浓郁。拥有令人爽快的泡沫与杀口力。黑啤酒还富有营养，含有一定量的低分子糖及蛋白质，富含维生素 B、维生素 C 等十余种维生素，尤其是氨基酸含量较淡色啤酒多 3～4 倍。黑啤酒含热量很高，每 100 毫升啤酒的发热量大约为 77 大卡。因此，黑啤酒可开胃、健脾、助消化、软化血管及利尿。对老年人和肠胃消化不好的人最为有益，对妇女亦有补血的作用，经常适量饮用黑啤酒能滋补强身。

酒的生理代谢

酒这种饮料的特征之一便是在消化器官中的吸收速度非常快。进入体内的酒精，大约 20％被胃吸收，80％被小肠吸收，继而溶入血液中被运往全身各个角落。如果胃中有食物，酒精被移往小肠的速度就会减缓。如果是空腹，没有任何东西覆盖在胃黏膜上，酒精便会在胃中畅通无阻，一路直奔小肠，吸收速度加快，不久血液中酒精浓度便急剧上升。

饮酒后，血中的酒精由肝脏来化解，先是在醇脱氢酶作用下转化为乙醛，又在醛脱氢酶作用下转化为乙酸，乙酸再进一步分解为水和二氧化碳。全过程约需 2～4 个小时。有人报道，成人的肝脏每小时约能分解 10 毫升酒精，大量饮酒，超过机体的分解极限就会引起中毒。

人喝酒后面部潮红，是由皮下暂时性血管扩张所致，因为这些人体内有高效的乙醇脱氢酶，能迅速将血液中的酒精转化成乙醛，而乙醛具有让毛细血管扩张的功能，会引起脸色泛红甚至身上皮肤潮红等现象，也就是我们平时所说的“上脸”。

除乙醇脱氢酶外，人体内还有一种叫做乙醛脱氢酶的物质，喝酒脸红的人只有前一个酶而没有后一个酶，导致乙醛在体内迅速累积而迟迟不能代谢，所以脸红的时间会比较久。与酒后“面不改色”的人相比，乙醛在这种人体内停留时间较久，毒性作用更大。不过，一般来说，过了1～2个小时后，红色就会渐渐褪去，这是因为肝脏中的细胞色素P450会慢慢将乙醛转化成乙酸，乙酸进入循环系统后会被代谢掉。

所谓醉酒，简单来讲，就是酒精导致大脑中枢神经的活动处于麻痹状态。因为处于麻痹状态，便可脱离常识与理性的束缚放松自我，有时会变得十分饶舌，有时又会痛哭流涕或做出平常难以想象的举动。

酒精是微脂溶性物质，多溶于水，脂肪组织吸收掉4％的酒精，其余的被含水量高的组织吸收，最后从尿液排出体外。能喝酒的人排尿次数频繁，醒酒速度会更快，长期嗜酒者喝酒时多喝茶和水是很明智的。

适量饮酒对身体的益处

古往今来，酒一直是人类生活和文化的一部分。虽然饮酒在日常生活中是非常普遍的现象，但是很少有人真正了解饮酒对人体健康有什么影响。

近年来，科学家经过大量的调查研究，发现经常适量饮酒的人，患心血管疾病的比例远比不饮酒的低。适量饮酒有预防心血管疾病，特别是冠心病和动脉粥样硬化等疾病的作用。科学家发现，经常少量饮酒的人血液中高密度脂蛋白比不饮酒的人高——高密度脂蛋白是人体血液中一种具有预防动脉粥样硬化作用的物质。此外，适量饮酒的人血液中胆固醇也较低。目前关于适量饮酒预防动脉粥样硬化的问题仍然是国内外医学研究的热门课题之一，各项研究仍在深入进行。

另外，适量饮酒可以增进食欲。在冬季，还可以起到暖肠胃、御风寒、活血通络的作用。

过量饮酒的病理损害

饮酒过度甚至酗酒对身体是有许多危害的。

一、酒精对脏腑功能的损害

饮酒过量对人体的危害主要来源于酒精，酒精含量越高，危害越大，其对人体的损害是全方位的：

（1）饮酒过多使抵抗力下降，易罹患感冒、肺炎等呼吸系统疾病。

（2）大量饮酒会导致胃酸逆流，增大口腔癌及食道癌的发生率。

（3）大量饮酒可以刺激胃黏膜，酒精在胃部干扰黏膜层，刺激胃酸的分泌增加，延缓胃排空，还可使这些部位产生炎症和溃疡，甚至引发胃癌。

（4）酒精抑制重碳酸根离子及酵素的分泌，影响营养素的消化，引起胰脏炎。

（5）由于酒精都要在人体肝脏代谢，大量饮酒会加重肝脏负担，长此以往，便产生脂肪肝，使肝细胞受损变性，进一步发展便导致酒精中毒性肝硬化。约有20％的酗酒者罹患脂肪肝、肝炎，严重者发生肝硬化，甚至肝癌。

（6）大量饮酒会改变胆盐代谢，进一步干扰脂肪的消化，导致脂肪泻，也就是拉肚子。

（7）酒精会抑制小肠黏膜酶活性，大量无节制地饮酒常常使正常食欲受到抑制，干扰主动运输，影响人体从正常饮食中获取营养素的能力，减少营养素的吸收导致营养不良。

（8）酗酒者尿液中的氨基酸及矿物质的流失增加。

（9）长期饮酒者线粒体功能受到影响，会导致低血糖。

（10）长期饮酒者夜间视力会下降。

（11）长期酗酒，可致慢性中毒，同时酒精加速维生素B_1的代谢，使人产生维生素B_1缺乏症，如神经炎、手足麻痹震颤，还表现为神经衰弱、智力减退、健忘。

（12）已婚者经常酗酒可影响性功能，勃起障碍患者中有相当多的人平时有酗酒习惯。婚后不注意节制饮酒，还会降低生育能力，因酒精对精子、卵子有毒害作用，能引起不育、流产或影响胎儿的生长发育，甚至影响下一代的智力水平。

（13）长期大量饮酒，还能缩短寿命，有资料表明，因酗酒中风而死亡的人数为不饮酒者的3倍。据统计，酗酒者寿命比不喝酒的人的寿命平均短20年。

二、急、慢性酒精中毒的表现与急救

一次性饮酒过量和长期嗜酒会危害健康，由此产生的严重损害一般分为急性酒精中毒和慢性酒精中毒。

1. 急性酒精中毒的分期和表现

一次性饮酒过量可引起急性酒精中毒，表现分三期。早期（兴奋期），血液中酒精浓度达50毫克/分升，表现为语无伦次，眼睛发红（结膜充血），脸色潮红或苍白，轻微眩晕，逞强好胜，口若悬河，夸夸其谈，举止轻浮，有的表现粗鲁无礼，感情用事，打人毁物，喜怒无常。绝大多数人在此期都自认为没有醉，继续举杯，不知节制，也有的人则安然入睡。中期（共济失调期），血液中酒精浓度150毫克/分升，表现为语言不清，意识模糊，步态蹒跚等。后期（昏迷期），血液中酒精浓度250毫克/分升以上。表现为脸色苍白，皮肤湿冷，口唇微紫，心跳加快，呼吸缓慢而有鼾声，瞳孔散大，严重者昏迷、抽搐、大小便失禁，甚至呼吸衰竭死亡。有的酒精中毒病人也可能出现高热、休克、颅内压增高、低血糖等症状。一般人的酒精致死量为5～8克/千克

(体重)。

2. 酒精中毒的现场救护

对轻度中毒者，首先要制止其继续饮酒。其次可找些梨子、马蹄（荸荠)、西瓜之类的水果解酒，也可以用刺激咽喉的办法（如用筷子压舌根等）引起呕吐反射，将酒等胃内容物尽快呕吐出来（对于已出现昏睡的患者不适宜用此方法)。然后要安排他卧床休息，注意保暖，注意避免呕吐物阻塞呼吸道。观察呼吸和脉搏的情况，如无特别，一觉醒来即可自行康复。如果卧床休息后，还有脉搏加快、呼吸减慢、皮肤湿冷、烦躁的现象，则应马上送医院救治。严重的急性酒精中毒，会出现昏睡、脱水、抽搐、休克、呼吸微弱等症状，应该从速送医院急救。

急性酒精中毒最好尽快送医院抢救。急性酒精中毒患者进院后抢救方法有：间歇吸氧疗法；血液透析疗法（排除血液中的乙醇)；纳洛酮疗法，即纳洛酮静脉注射 0.4 毫克，40 分钟后可重复，效果良好（能较好地解除呼吸抑制及其他中枢抑制症状，可缩短重度酒精中毒患者昏迷时间，降低死亡率)。

3. 慢性酒精中毒的表现

长期频繁饮酒可引起慢性酒精中毒。表现为性格改变，精神异常，定向力差，记忆力减退，末梢神经炎，等等。慢性酒精中毒对人体各器官系统都会产生危害。

心脑血管：饮酒可使心肌纤维变性、失去弹性，心脏扩大，胆固醇增高。动脉硬化，发生冠心病、高血压、脑血管意外等。

消化系统：可发生口腔溃疡、食道炎、急慢性胃炎、胃溃疡、慢性胰腺炎、急慢性肝炎、肝硬化等。

呼吸系统：饮酒降低呼吸系统的防御机能，肺结核发病率比不饮酒者高9倍。

神经系统：酒精可使大脑皮层萎缩，大脑功能出现障碍，表现出神经系统症状、意识障碍等。

生殖系统：酒精可使男性血液中睾丸酮水平下降，性欲减退，出现勃起障碍，精子畸形。精子和卵子的基因突变，产生“胎儿酒精综合征”，表现为智能发育差、先天性缺陷、生长缓慢等。女性则会性欲减退、月经不调等。

酒精可导致多个系统器官的癌症发病率增高，还可引起“酒精性贫血”等。

究竟喝多少才适量

一般来说，男性每日所饮的酒中纯酒精含量超过40克，女性超过20克，就会导致肝脏损伤。那么，怎样计算纯酒精含量呢？

纯酒精含量计算公式：饮酒量（毫升）×酒精含量（酒精度数%）×0.8（酒精比重）＝酒精量（克）。

当然，人体对酒精的耐受程度不同，饮酒量的大小因人而异，但是当体内酒精量超过标准量时，大多数情况下对人体有害。

啤酒≠啤酒肚

传统观念认为，过量饮用啤酒将使人出现大大的啤酒肚，实际上喝多少啤酒与人的腰围没有关系。目前，国际上对啤酒肚的成因有两种说法。有人说，啤酒肚源于营养过剩，也有人说是营养不均衡造成的。最新研究表明，啤酒肚与男性的遗传基因有关，就像女性肥胖从臀部开始一样，男性的脂肪大部分储存于腹部。

当然，每个人的基因不同，引发啤酒肚的可能性也不同。一般来说，青少年有啤酒肚，往往是因为营养过剩；对于中年人而言，睡眠质量是主因。随着年龄增长，男性深度睡眠时间减少，由于睡眠质量差，激素的分泌会随之减少，激素的缺乏使体内脂肪增加并聚集于腹部，而且年纪越大影响越明显。

此外，很多中年人长时间坐着办公，缺乏运动，容易造成腹部脂肪囤积。在工作压力较大时，不少人会饮食过量，导致消化不良，这也易造成体重超标。

一般男性的体内有大约300亿个脂肪细胞，随着年龄增长，这些细胞就会增重。因此，几乎每一个男性在30岁以后，体重都要增加，此外基因、激素的作用和减慢了的新陈代谢，都开始对他的腹部产生影响。

好饮啤酒者出现啤酒肚乃至肥胖的几率，并不比不喝啤酒的人高。虽然啤酒算不上减肥饮料，但也并不是造成饮酒者超重的主要原因。排除如运动及教育等因素，经常喝啤酒的人与那些不喝或很少喝的人相比，腰围并不会更粗，体重也不会更重。一杯啤酒的热量平均仅为150卡路里，脂肪也只有0.3克，而且啤酒含有蛇麻子等物质，还能降低得心脏病、糖尿病的几率。

最佳喝酒方法

喝酒已经是很多人生活中不可避免的一种交际活动，也有人是出自对酒的嗜好。不管出于何种因素而需饮酒，都应选择最佳喝酒方法。

1. 最佳品种：红葡萄酒

酒有白酒、啤酒、果酒之分，从健康角度看，当以果酒之一的红葡萄酒为优。法国人少患心脏病即得益于此。红葡萄酒中有一种植物色素成分，此种物质以抗氧化性与血小板抑制性的双重身份保护血管的弹性与血液畅通，使心脏不致缺血，因此常饮红葡萄酒患心脏病的几率会降低一半。这里所说的红葡萄酒，应当是有品质保证的红葡萄酒。

2. 最佳时间：下午

每天下午两点以后饮酒较安全。因为上午几个小时中，胃中分解酒精的酶——酒精脱氢酶浓度低，饮用等量的酒时，上午较下午更易吸收，易使血液中的酒精浓度升高，对肝、脑等器官造成较大伤害。此外，空腹、睡前、感冒或情绪激动时也不宜饮酒，尤其是白酒，以免心血管受损害。

3. 最佳饮量：每千克体重 1 克

人体肝脏每天能代谢的酒精约为每千克体重 1 克。即一个体重 60 千克的人每天允许摄入的酒精量应限制在 60 克以下。体重低于 60 千克者应相应减少，最好控制在 45 克以下。换算成各种成品酒应为：60 度白酒 50 克、啤酒 1 千克、威士忌 250 毫升。红葡萄酒虽有益健康，但也不可饮用过量，以每天 2～3 杯为佳。

4. 最佳佐菜：鱼肉蛋菜

空腹饮酒有损健康，选择理想的佐菜既可饱口福，又可减少酒精之害。从酒精的代谢规律看，最佳佐菜当首推含高蛋白和维生素多的食物，如新鲜蔬菜、鲜鱼、瘦肉、豆类、蛋类等。

温馨提示

切忌用咸鱼、香肠、腊肉下酒，因为此类熏腊食品含有大量色素与亚硝酸盐，这些物质与酒精发生反应，不仅伤肝，而且损害口腔与食道黏膜，甚至诱发癌症。

喝酒前的准备

酒是广受欢迎的一种饮品，亲人朋友聚在一起，举杯畅饮，是难得的乐事，不过，酒既能助兴也能败兴，喝得过多了，不但身体难受，影响健康，而且还有可能导致朋友间的聚会不欢而散。因此，在你打开酒瓶之前，最好心中有度。

1. 先喝一杯水

在就餐前，可先喝一杯水，这样，你喝酒的欲望就会降低，也可以喝一小匙橄榄油和吃一小片面包，这样可以给胃部垫垫底儿，而不影响你喝开胃酒。喝酒前点心不要吃得太多，适量吃点花生倒是可以帮助你承受酒力。

2. 低度慢饮

在国外，20 度以下的酒为低度酒，20 度以上的为高度酒，若饮高度酒，可加水或加冰饮用，但不宜加汽水等饮料（包括雪碧、可口可乐等）稀释。因为汽水中的二氧化碳和较高的糖分会促进乙醇的吸收，更易酒醉。喝酒宜慢不宜快（啤酒除外），感情再好也不必一口干。慢慢地喝，不仅人体有充分的时间把乙醇分解掉，而且细斟慢谈还会更有情趣。

3. 饮不过量

短时间内过量饮酒，可导致酒精中毒，轻者引起精神恍惚、步态蹒跚、言语错乱、呕吐、昏睡等，重则引起呼吸中枢麻痹而危及生命。一般来说，体重60千克的人，16度低度酒限量为360毫升，啤酒限量为1000毫升，威士忌限量200毫升左右。

4. 饮食结合

先吃些饭菜填填肚子，或边饮边吃，这是很多饮酒之人不醉的要诀，饮酒时吃高蛋白类食品不易醉，蛋白质能影响酒精吸收，并且营养丰富，可提高人体对乙醇的解毒能力。

喝啤酒的最佳方法

有许多人在饮用啤酒时，就跟饮用白酒一样，慢慢地饮，一杯啤酒要饮很长时间，这种饮用方法是错误的。啤酒应该是大口大口地喝，一杯啤酒应该尽快喝完。为什么呢？

一是啤酒的醇香和麦芽香在刚刚倒入杯中时是很浓郁、很诱人的，若时间放长，香气就会挥发掉。

二是啤酒刚倒入杯中时，有细腻洁白的泡沫，它能减少啤酒花的苦味，减轻酒精对人的刺激。

三是啤酒倒入杯中时，会从杯底升起一串串很好看的二氧化碳气泡。酒内的二氧化碳饮入口中，因有麻辣刺激感而令人有一种爽快的感觉。尤其是在大口喝进啤酒后，容易打嗝，这就给人有了一种舒适、凉爽的感觉。

四是啤酒的酒温以10℃～15℃饮用为宜。若倒在杯内的时间过长，其酒温必然升高，酒香大大降低，而使苦味突出，失去爽快的感觉。因而啤酒应该大口大口地喝。

切忌不良习惯

不空腹饮酒。空腹饮酒使酒精迅速吸收，致使短时间内体内酒精浓度急剧升高，极容易发生醉酒。空腹饮酒还容易阻碍某些营养素，如蛋氨酸、叶酸的吸收，并增加某些营养素，如水溶性维生素的流失。对于糖尿病患者或者老年人来说，空腹饮酒容易发生低血糖。

不饮烈性酒。烈性酒通常是指酒精浓度高于40度的白酒，一般不适合经常饮用。果酒、黄酒和啤酒，不但因酒精度数低而减小了对身体的危害，而且还比白酒有营养。特别是果酒中的葡萄酒，具有抗氧化和预防动脉硬化等保健功能，适量饮用对人身体有好处。

有病不饮酒。患有高血压、冠心病等心血管疾病、急慢性肝胆胰腺和胃肠道疾病的病人，以及正在服用解热止痛药、抗结核药、安眠镇静药和某些抗生素的病人，不宜饮酒。此外，久病初愈、体质虚弱者或者感冒患者，也应避免饮酒。

中国人劝酒历来有“文敬”、“武敬”和“罚敬”之说。我们应该提倡的是“文敬”，即有礼节地劝人喝酒，客人喝多少应该根据其酒量决定，以示对客人的欢迎和尊敬，不能喝酒者不必勉强。

日常解酒药食

喝酒也要会解酒，否则不仅醉醺醺有失礼仪，接踵而至的头痛、头晕、反胃、发热等也不会让你好受。不过是毒都有解药，解酒药食同样很多。

以下几种解酒食品帮你专门应对各种酒后不适。

1. 酒后反胃、恶心：新鲜葡萄

新鲜葡萄中含有丰富的酒石酸，能与酒中乙醇相互作用形成酯类物质，降低体内乙醇浓度，达到解酒目的。同时，其酸酸的口味也能有效缓解酒后反胃、恶心的症状。如果在饮酒前吃葡萄，还能有效预防醉酒。

2. 酒后口气：柚子

李时珍在《本草纲目》中早就记载了柚子能够解酒。实验发现，将柚肉切丁，蘸白糖吃更是对消除酒后口腔中的酒气和臭气有奇效。

3. 酒后烦躁：酸奶

酸奶能保护胃黏膜，延缓酒精吸收。酸奶中钙含量丰富，对缓解酒后烦躁症状尤其有效。

4. 酒后胃肠不适：芹菜汁

酒后胃肠不适时，喝些芹菜汁能明显缓解，这是因为芹菜中含有丰富的分解酒精所需的B族维生素。如果胃肠功能较弱，则最好在饮酒前先喝芹菜汁以预防。此外，喝芹菜汁还能有效消除酒后颜面发红症状。

5. 酒后心悸、胸闷：香蕉

饮酒后感到胸闷时，立即吃1～3根香蕉，能增加血糖浓度，使酒精在血液中的浓度降低，达到解酒目的，同时减轻心悸症状、消除胸口郁闷。

6. 酒后厌食：橄榄

橄榄自古以来就是醒酒、清胃热、促食欲的“良药”，能有效改善酒后厌食症状。既可直接食用，也可加冰糖炖服。

7. 酒后全身发热：西瓜汁

西瓜汁是天生的白虎汤（中医经典名方），一方面能加速酒精从尿液排出，避免其被身体吸收而引起全身发热；另一方面，西瓜汁本身也具有清热去火功效，能帮助全身降温。

8. 酒后头痛：蜂蜜水

喝点蜂蜜水能有效减轻酒后头痛症状。因为蜂蜜中含有一种特殊的果糖，可以促进酒精的分解吸收，减轻头痛症状，尤其是红酒引起的头痛。另外蜂蜜还有催眠作用，能使人很快入睡。

9. 酒后头晕：西红柿汁

西红柿汁也是富含特殊果糖，能帮助促进酒精分解吸收的有效饮品，一次饮用300毫升以上，能使酒后头晕感逐渐消失。实验证实，喝西红柿汁比生吃西红柿的解酒效果更好。饮用前若加入少量食盐，还有助于稳定情绪。

温馨提示

还有几种简单的解酒方法。

（1）最简单的解酒方法：喝大量的白开水并休息。

（2）传统药物解酒方法：山楂蜜糖水；葛花30克煮水喝。

（3）水果汁解酒方法：饮用柠檬汁较简便，多数酒店能提供；西瓜、苹果、雪梨、马蹄、甘蔗等榨汁饮，如榨汁不方便亦可食用果肉。

（4）蔬菜汁解酒方法：生芹菜汁、生萝卜汁。

（5）最好最有效的解酒方法：不贪杯。

不宜饮酒的人

喝多少酒才算是喝得太多了，这取决于人的体质和状态。酒精对身心的作用由它在血液中的浓度来决定，但对一些病人来说，根本就不适宜饮酒。

1. 肝炎病患者

酒精进入人体，主要通过肝脏代谢。对于肝炎患者来说，酒精对肝功能有抑制和毒害作用。患有肝炎病的人，不节制地饮酒等于慢性自杀。

2. 高血压、心脏病患者

酒精，一是兴奋大脑，使感情激动；二是使血管扩张、血压升高，这样易发生血管破裂而引起死亡，或者发生心律不齐、心跳加速等不良症状。

3. 胃肠疾病患者

胃溃疡、胃炎、肠炎、肾炎患者等都不宜饮酒，有痔疮的人也不宜饮酒。

4. 妊娠期妇女和儿童

孕妇如饮酒，会使胎儿产生酒精中毒症，易引起畸形和流产等现象。儿童时期养成饮酒的坏习惯，不但荒废学业，变成行为异常的小酒鬼，还容易走上犯罪道路。

5. 生气、发怒或忧愁时

人在生气、发怒时面红耳赤，情绪激动，头昏脑涨，心跳加快，此时饮酒犹如火上加油，从而失去理智，铸成大错，及至酒醒，已悔恨莫及。忧郁、悲伤时，情绪沉闷，思虑伤心，此时饮酒会引起消化系统不良，新陈代谢紊乱而伤害身体。

6. 车船、飞机驾驶员及高空作业者

从事汽车驾驶、轮船驾驶和飞机驾驶的人员及高空作业人员都不宜饮酒。或者要特别注意饮酒的时间，因为这类人员的工作性质带有一定的危险性，饮酒会出事故。

7. 近视眼、青光眼患者

饮酒对视力也有影响，酒中的甲醇，对视网膜有明显的毒副作用。另外，酒还能直接影响视网膜，阻碍视网膜产生感觉视色素，导致眼睛适应光线能力下降。因此，近视眼、青光眼病人不要过量饮酒。

美酒＋西药＝“毒酒”

中国的酒文化源远流长，甚至和我们的传统医药也有着千丝万缕的联系。不过，需要注意的是，酒精与西药是一对不折不扣的“冤家”，即使是含酒精度数低的啤酒、果酒和滋补的药酒，也不例外。所以，正在服用西药的人千万不要喝酒，否则美酒加上西药，只会酿出一杯对人体有害无益的“毒酒”。

1．酒精＋安定：昏迷甚至死亡

我国失眠症患者高达数千万，尤其是许多中年上班族和老人更是为失眠所苦，有长期服用安眠药助眠的习惯。但是，失眠症患者在饮酒后服用安定、水合氯醛等镇静安眠药物的话，是非常危险的！由于酒精和安眠药都可以产生强烈的大脑神经抑制作用，病人因此容易昏迷不醒或者中毒死亡。据说，喜剧大师卓别林就死于酒后服用安眠药。

2．酒精＋降糖药：低血糖性休克

糖尿病人也要格外注意了，注射胰岛素或口服降糖药期间，空腹饮酒的话，容易出现低血糖反应。值得警惕的是，这种低血糖症状表现为心慌、出汗、疲乏无力，甚至烦躁、意识混乱、多语，常常被误认为醉酒反应，以致即使发生了严重而持久的低血糖，患者也往往浑然不觉，最终发生低血糖性休克。如果不及时治疗，可能会导致脑组织不可逆的损害，甚至引起死亡。

3. 酒精＋阿司匹林：胃肠道出血

在我国，许多心脏病患者和关节炎患者都需要长期服用非甾体类消炎药，比如阿司匹林或者消炎痛。这类药物对胃的刺激很大，容易引起胃肠道出血，如果服药时还喝酒的话，药物引起的不良反应“如虎添翼”，可引发消化道大出血。而平时还患有胃和十二指肠溃疡的患者，以及有凝血功能障碍的人，尤其容易发生这种严重的并发症。值得一提的是，有些平素健康的人喝酒后会产生严重的头痛等症状，如果再自作主张服用止痛药，同样容易诱发胃肠道出血。

4. 酒精＋降压药：严重低血压

有些高血压患者有这样的体会：喝酒之后，次日早晨测量血压的话，发现血压控制得特别“好”，之后又会出现血压“反跳”，明显高出平时的血压水平。原来，酒精能够扩张血管，从而增强药物的降压作用，因此饮酒后吃降压药，很容易出现低血压反应，严重的话，甚至会引起猝死。肾炎、严重高血压、冠心病和心肌梗死的病人尤其容易发生这样的危险和意外。而且，血压突然降低，很容易导致血压波动幅度过大，出现“反跳”现象，不利于平稳控制病情。

5. 酒精＋抗癌药：加速癌转移

服用抗癌药的癌症病人也一定要戒酒。即使是少量的酒精，也可以完全抵消药物杀灭癌细胞的功效，而且还容易促使癌细胞发生转移和扩散，最终将大大缩短癌症患者的寿命。另外，大多化疗药物有肝脏毒性，并能引起呕吐、恶心等胃肠道反应，而酒精对这些不良反应更会起到“推波助澜”的负面效应。

6. 酒精＋抗生素：严重酒精中毒

服用抗生素还饮酒，无异于自酿苦果。因为抗生素类药物成分会抑制酒精在人体内的代谢，造成酒精在体内蓄积，损伤肝脏、肾脏和心脏等器官，引起机体的毒性反应。即使少量的酒精和这类药物混合，也可能导致中毒，产生恶心、呕吐、腹部疼痛、头痛甚至呼吸困难等症状。

此外，精神病患者服用氯丙嗪、奋乃静等药物时，如果还大量饮酒，可急剧加重原有的病情或者产生严重的脑部缺血，甚至会突然死亡。因此，“酒精是西药毒性的催化剂”的说法的确有一定道理。对正处于服药阶段的患者来说，无论什么情况都不宜饮酒。

饮酒后的禁忌

1. 酒后不宜服用西药

饮酒后服用水合氯醛药物，可使其作用大大加强，甚至危及生命；服催眠药后饮酒，可导致呼吸困难；服用胰岛素、降糖灵或甲苯磺丁脲等药物后饮酒，会使药物作用加剧，产生严重的低血糖；若服阿斯匹林后饮酒，则加重药物对胃的刺激，甚至引起大便出血；服用抗惊厥药妥苯英纳后饮酒，会影响药效。

酒后服用痢特灵、硝酸甘油、灭滴灵等药物，酒精的代谢过程会被阻断，因而导致乙醛中毒。有的药在酒后服用，会产生或增强副作用，如胍乙啶、巴比妥、利眠宁、冬眠灵、非那根、奋乃静、苯海拉明等。

为了避免这类危险，饮酒后12小时内不要服西药，服药后12小时内也不要饮酒。

2. 饮酒后不宜看电视

现代研究证实，正常人收看4个小时电视，视力暂时下降30％，饮酒后看电视，对人的眼睛损害就更大。

3. 酒醉后不宜洗澡

有的人喝醉了酒，想洗个澡，让体内的酒精早点挥发掉。其实，酒精的代谢速度并不受环境温度或人体运动与否的影响，除少量分泌排出外，绝大多数是靠在体内氧化降解的。因此，洗个热水澡无助于解酒。而此时洗澡常有人发生头晕、心慌、眼花等不适，甚至发生晕倒现象，俗称“晕堂”，医学上叫“澡堂综合征”。其原因是澡堂内门窗紧闭，新鲜空气少，而人们在热水中浸泡后，全身血管扩张易引起大脑缺氧。酒醉后引起的血管扩张会使大脑缺氧更加严重，并且酒精的代谢会加速体内葡萄糖的消耗，使血糖含量大幅度下降，因此更容易发生“晕堂”，甚至使高血压、心脏病患者猝死。

如果酒醉程度较高，因自我控制力大大减弱，还容易发生其他意外事故，如跌倒后难以起立，发生烫伤、溺水等事故。

4. 酒醉后不宜同房

由于酒醉，男性的睾丸受到酒精的损害，雄性激素的分泌大为减少，因此酒醉后勉强同房，有害于身体健康。同时，如酗酒后同房生育子女，胎儿体重有可能较正常怀孕要轻，致畸率也高于正常受孕者。

自制保健药酒

药酒的制作主要涉及四个方面：酒的选择，中药材的选用和加工，药酒的制作方法，以及药酒的储藏。

一、酒的选择

药酒，用白酒、米酒或黄酒加入相应的中药材经过浸泡加工配制而成。药酒按照其作用大体可分为治疗性药酒和滋补性药酒两类。滋补性药酒虽然对某些疾病有一定防治作用，但主要是对人体起滋补保健作用。此类药酒多具有较好的色、香和独特风味，可作为一般饮料酒，可以佐餐饮用。治疗性药酒是以治疗或防治疾病为主要作用的药酒，在配方上多有一定的要求。

药酒是酒和中药材共同加工制成的一种饮品，其中酒主要起溶解、析出、稳定、调和味道等作用。药酒的酒精浓度根据选用的酒而有高有低。部分外用药酒，还可以用医用酒精来配制。在制作药酒时，选择何种酒作为溶媒是炮制药酒的首要步骤。

早在唐代，我国第一部官修的药典《新修本草》就指出："诸酒醇醨不同，唯米酒入药。"宋明时期，都是用米酒作为配制药酒的原料，至清朝始，渐渐普及使用白酒来浸泡药物。现今，大多数药酒以白酒作为溶媒，这是因为白酒酒精浓度较高，容易将药材中的有效成分析出。制作药酒时，不论选择何种酒作为溶媒，都应注意酒的质量、浓度和用量。

所谓注意酒的质量，主要指在购买酒时，要注意酒的色泽、气味、口感等。一般来说，炮制药酒使用质量优等的酒为佳。以白酒为例，好的白酒应是无色透明，不混浊，无沉淀物，气味芳香，口味甘醇浓烈。而黄酒的质量则要求色黄褐而透明，气味浓郁淳厚，口感柔和爽口。制作药酒时，根据所需药酒的性能和功效，把握好酒的浓度也十分重要。如果酒的浓度过高，药物中的水分容易被渗出，而药质变硬，有效成分反而难以溶解析出。如果酒的浓度过低，则药物可能因吸收水分而体积膨胀，同时一些苦味质及杂质等易被溶出，影响药酒的气味。一般来说，配制滋补类药酒时，原料酒的浓度可以低一些；配制祛风湿、活气血、疏经络的药酒，则原料酒的浓度需高些。

二、中药材的选用和加工

配制药酒时，要按照其主治和功效，选用适当的中药，特别注意同名但不同种药材，或同一药材不同使用部位，或不同加工炮制方法造成的功能差异。如牛膝有淮牛膝和川牛膝的不同。淮牛膝产于河南，含有多量钾盐和皂甙，功能以补肝肾，强筋骨为主；川牛膝则产于四川，不含皂甙成分，临床应用以活血化瘀，引血下行为主，两者有较大区别。另如，地黄有生地、熟地之分，生地擅长清热凉血养阴，而熟地偏于养血滋阴补肾。当归用须活血，用身则补血。小麦分淮小麦和浮小麦，前者安神，后者敛汗。黄芪用以固表、利水、托疮等应生用，用以健脾补中气应炙用。凡此种种，选用均应加以注意。

选择好药材之后，在制作药酒之前，还应对药材进行适当加工处理，如洗净泥沙、拣去杂质、切片轧粉、装袋包扎等。此外，有些药材还要进行炮制加工，以减轻毒性，使之适于用来制作药酒。早在唐代，孙思邈就在《千金要方》中指出："凡合药酒，皆薄切药。"一般说来，用来浸泡药酒的中药都应切成薄片、碎片，或轧成粗末、小块，有的矿石类及介壳类药还需碾成细粉状，这样做的目的是扩大药物与酒液的接触面，有利于中药有效成分的扩散、溶解和析出。但也要注意碾末不宜太细，过细则破坏药物的细胞，可使细胞内一些黏液质或不溶物质进入酒液，不但不利于有效成分的扩散、溶解，还会使药酒混浊。有的药物带有毒性，如附子、半夏等药物，使用之前应进行必要的炮制加工。

三、药酒的制作方法

我国已经有上千年药酒制备的历史，方法由简到繁，多种多样，各有所长。最初的制备方法是将中药直接放入酒中浸泡，如唐代孙思邈就说："凡渍药酒，药皆切细，生绢袋盛之，纳酒中，密封头，春夏四五日，秋冬七八日，皆以味足为度，去渣，服酒。"李时珍则另有方法，他在《本草纲目》中指出："或以药煮汁和饭，或以药袋安置酒中，药入坛密封，置大锅中，水煮一日，埋土中七日，出火毒乃饮。"综合历代医家制作药酒的方法，按生产方法的不同，主要有浸渍法、渗漉法、酿造法等方法。

1. 浸渍法

这是家庭制作药酒时最常用的方法，具体又有冷浸法和热浸法的不同。对那些有效成分容易浸出的单味药，或味数不多的药物，或有较强挥发性成分的药物，多采用冷浸法。如果药酒的处方配伍众多，酒量有限，用冷浸法有效成分不易浸出，就应当选用热浸法。对酒精度数较低的酒，如黄酒、果酒，不容易将药物中某些有效成分溶解出来，也常常利用加热的方法使药物的有效成分能尽可能多地析出。

采用冷浸法时，将药物适当切制加工，若泡用的酒量不多，可将切片或粉碎的药物用干净纱布、绢布袋包装，扎紧袋口，放入酒器中；大剂量制作则不用袋盛，直接将药物置于容器内，然后加入适量的白酒或黄酒，密封浸泡。浸泡时间根据处方需要和酒量多少而定，一般经1个月左右，最短不少于7天。密封后的酒器应放置在阴冷避光处，适当搅动或晃动，使酒与药物能充分接触。开始每天搅动或摇晃1次，7天后可改为每周搅动或摇晃1次。待药物有效成分浸出后，取上清酒液，药渣压榨后弃去，酒液静置过滤澄清，贮存在酒瓶中，慢慢饮用。有些药酒需浸泡较长时间，如龟蛇酒、三蛇酒、虎骨酒等均需浸渍3个月至半年，才可饮服。另有一种冷浸方法，不需压榨去渣，而在浸泡到一定时间，即开始取上清酒液服用，服去一半药酒液时，再加入适量原料酒，如此往复，直至药味清淡为止。余下药渣，可研为细末，用第二料药酒送服，如参茸酒就可用此法制作。

采用热浸法时，将药物轧粗末，或切薄片，放进酒器内，加入适量的酒，密封瓶口，然后隔水蒸煮至沸，取出候冷，放置于阴凉处，继续浸泡至规定时间，滤取上清酒液，药渣经压榨后取液过滤，两液合并，经澄清后，装瓶慢慢饮用。另有一种方法也属于热浸法，即将药物放入陶器（如砂锅）中，加入适量酒，用厚纸将酒器口封住，浸泡数小时后，上文火慢煮至沸，取下候凉，静置2～3日，滤取上清酒液，药渣压榨取汁，过滤澄清，两液合并，装瓶备用。

2. 渗漉法

渗漉法适用于大量药酒的制作，需要一定的设备。渗漉法使用的工具称渗漉筒，是一种上宽下窄，上面敞口，下面有水龙头开关控制的渗出小口的筒式或缸式装置。这种方法利用酒液自上而下流动，缓缓渗过药粉，形成良好的浓度差，以利于有效成分的扩散和析出，其浸出效果优于浸渍法，成分提取也较浸渍法完全。制作时，先将药物轧成粗粉状，加适量白酒浸渍 2～3 小时，使药物充分浸润膨胀，然后分层均匀装入底部垫有脱脂药棉或过滤纸的渗漉筒中。每次装药都用木棒将药压紧，注意不要将渗漉筒过于装满，以 2/3 容量为宜，药物上面盖以干净纱布，再在纱布上铺一层洗净的细小石子，以免加入酒时，药粉浮起。倒入酒前，先打开下面的开关，放出筒中药物内的气体，再慢慢加进白酒，当液体自下口流出时，关闭开关，继续加酒至高出药物表面 2～3 厘米，盖上筒盖，密闭放置数天。之后打开下口开关，使经过渗漉的酒液缓慢流出。流速要控制，不宜太快，如以 10 千克药粉计算，每分钟流量在 30～50 毫升。同时还要注意随时在上面补充加入白酒，使酒不低于药物表面，至原料酒加完。当渗漉出的酒液达到所需药酒量的 80％～85％时，停止渗漉，取药渣进行压榨取液，与渗漉液合并，澄清过滤后，装瓶密封备用。

3. 酿造法

本法是用米、酒曲和药物，通过直接发酵的方法酿取成酒。古代常用此法，近代民间也还有应用。其方法为：根据处方取用适量的米（糯米或黄黏米）、酒曲和药材。先将药材捡洗干净，打成粗粉状，米淘洗干净，酒曲粉碎。以水浸米，令其膨胀，然后蒸煮成干粥状，待冷却至30℃左右，加入配好的药粉和酒曲，搅拌均匀，置陶器内发酵。发酵时应保持适当的温度，如温度升得太高，可适当搅拌以降温。经过7～14天，发酵完成，经压榨、澄清后滤取酒液。将滤取的酒液装瓶，再隔水加热至75～80℃，以杀灭酵母菌及其他杂菌，保证药酒质量并便于贮存。另一种方法是先煎煮中药，取药汁与米搅拌同蒸煮，然后加入酒曲发酵成酒。用酿造法制作出的药酒，酒精度较低，适于不会饮酒者。

制作药酒时，为了缓和药性，调和口味，便于服用，还常会使用一些矫味剂或着色剂，常用的如红糖、冰糖、白糖、蜂蜜等。

四、药酒的储藏

配制药酒时，在准备工作阶段，除了购买药材外，还要选择合适的制酒用的器皿。选用合适的酒器对浸制药酒，保证制酒质量以及贮藏药酒都十分重要。制酒容器应以陶瓷制品或玻璃制品为宜，而不宜使用铝合金、锡合金或铁器等金属制品。使用的酒器应有盖，以防止酒的挥发和灰尘等污染。陶瓷容器具有防潮、防燥、避光、保气，以及不易与药物发生化学反应等优点，而且外形古朴美观，具有文化特色，但在防渗透方面要比玻璃制品差。玻璃酒器经济价廉，容易获得，是家庭自制药酒常用的容器，但玻璃有吸收热的特点，且透明透光，容易造成药酒中有效成分的不稳定，影响贮藏。一般选用深色玻璃酒器为佳。药酒制作完成后，应及时装瓶或盛坛，酒器上口要密封，勿使酒气外泄，防止空气与药酒接触，以免药物氧化和污染。封好瓶口的药酒应放置在阴凉干燥和避光的地方。服用时，随饮随倒，倒后立即将瓶口或坛口封闭。

此外，如果配制的是外用药酒，还要注意应作好标记，放置到安全合适的地方，以免被误作内服药酒饮用。

药酒的适用范围与禁忌

由于药酒具有“药食同用”的特点，因此药酒的适用范围日益广泛。但是，药酒也不是万能药，既有其适应证，也有其禁忌。

1. 药酒的适应证

（1）治疗疾病。药酒能治疗之疾病甚多，凡内科、妇科、儿科、骨伤科、外科、皮肤科、眼科和耳鼻喉科等，各科 190 多种常见多发病和部分疑难病症均可疗之，无论急性疾病，还是慢性疾病均适用，而且疗效显著。

（2）预防疾病。由于药酒有补益健身之功，能增强人体的免疫功能和抗病能力，防止病邪对人体的侵害，故能预防疾病。

（3）美容润肤，保护人体的外在美观。

（4）养生保健，益寿延年。坚持服用保健药酒，能保持人的旺盛精力，延长人的寿命，对年老体弱者尤为适用。

（5）病后调养和辅助治疗，促进病体早日康复。

2. 饮用药酒的禁忌

（1）饮用不宜过多。凡服用药酒或饮用酒，要根据人的耐受力合理饮用，不可多饮滥服，以免引起头晕、呕吐、心悸等不良反应。即使是补性药酒也不宜多服，如多服了含人参的补酒，可造成胸腹胀闷、不思饮食；多服了含鹿茸的补酒则可引起发热、烦躁，甚至鼻出血等症状。一般的标准是，一天喝 40～60 毫升，分为2～3次在饭前或两餐之间饮用。

（2）不宜饮酒的人，同样不宜饮药酒。凡是药酒或饮用酒，不是任何人都适用的。如孕妇、哺乳期妇女和儿童就不宜饮用药酒。年老体弱者，因新陈代谢相对缓慢，饮用药酒也应当减量，不宜多饮。

（3）根据病情选用药酒，不能乱饮。每一种药酒，都有适应范围。如遇有感冒、发热、呕吐、腹泻等病症的人，要选用适当药酒，不能见药酒就饮，不宜随便饮用滋补类药酒。

（4）患有不宜饮酒病症的人，不能饮药酒。对于慢性肾炎、慢性肾功能不全、慢性结肠炎和肝炎、肝硬化、消化系统溃疡、浸润性或空洞型肺结核、癫痫、心脏功能不全、高血压等患者来说，禁饮酒意味着药酒也要禁止，以免加重病情。不过，也不是绝对的，有的病症服用有针对性的低度药酒，不仅无碍，反而有益，但也应当慎用。此外，对酒过敏的人或某些皮肤病患者也要禁用或慎用药酒。

（5）外用药酒，不能内服。凡规定外用的药酒，则禁内服。

每个人都知道持续喝大量的酒对身体不好。药酒也含有酒精，所以一定要注意适量饮用才能产生好效果。

常用药酒介绍

药酒进补是中国人讲究的进补方式之一。尤其是中老年人喜欢喝少量药酒来补益身体。然而，药酒种类繁多，各具特色。依据传统的中医理论，配制的各种药酒有寒、热、温、凉等不同药性，而人又有虚、实、寒、热等不同体质。应用时就得讲究遵循“虚则补之，实则泻之，寒则热之，热则寒之”的用药原则。也就是要“辨证施补”，才能发挥药酒的功效，达到补益身体的目的。

一般来说，平素阳虚，每到冬天就格外怕冷，小便频多，性功能减退，如男子勃起障碍，女子性冷淡，就应选用温肾助阳的药酒，如含鹿茸类药酒，能温补肾阳、益精养血，且温而不燥。此外参茸酒、龟龄酒、鹿龟酒，以及以鹿角胶为主配制的虫草补酒、福禄补酒、人参鹿茸酒等也可选用。平素气短懒言、面色无华、疲倦乏力、易出虚汗的气虚者，应选择有补气作用的药酒，人参是补气药中的出类拔萃者，故应选择一些含有人参的药酒，如人参补酒、参桂酒、人参百岁酒、人参鹿茸酒、十全大补酒等。平素血虚，即易出现头昏目花，面色苍白，血液中红细胞、血红蛋白、血小板等减少以及妇女月经延后、量少、色淡者，应该选择有补益气血功效的药酒。下面介绍一些可以自己配制的药酒，可根据个人症状进行配制、饮用。

1. 松节酒

【主治】风毒脚气，痹挛掣痛。

【配方】肥松节 597 克，生地黄 112 克，肉桂 37 克，丹参 75 克，萆薢 75 克，火麻仁 65 克，牛膝 112 克，牛蒡根刮去皮土 112 克。

【制法】上述药轧碎，白生丝袋盛之，用好酒 13 升，共置坛内，密封浸渍 7 日。

【服法】1 日 3 次，饭前温饮 1 杯。

2. 地牛酒

【主治】脚气，肿满，烦疼少力。

【配方】生地黄 600 克，杉木节 187 克，牛蒡根 600 克，丹参 112 克，牛膝 187 克，火麻仁 300 克，防风 112 克，独活 112 克，地骨皮 112 克。

【制法】上述药轧碎，白丝袋盛之，用好酒 13 升，共置坛内，密封浸渍 14 日。

【服法】每于饭前，随量温饮。

3. 杨梅酒

【主治】急性肠炎，腹痛、腹泻。

【配方】新鲜杨梅 1 斤，白酒 1 斤，红糖若干。

【制法】杨梅浸入白酒 1 月后即可饮食。

【服法】取杨梅 7 只，酒适量，加红糖，隔水炖，至杨梅烂熟，饮酒吃杨梅。

4. 柠檬酒

【主治】高血压病、高胆固醇血症、消化不良症等。

【配方】柠檬 8 只，白酒 1000 毫升，蜂蜜 200 克。

【制法】柠檬切成薄片，浸入白酒，加蜂蜜，2 周后即可饮用。

【服法】每次服酒 1 匙，吃柠檬少许。

5. 红枣酒

【主治】消化不良，食欲欠佳，轻度贫血，面色不华，身体瘦弱等。

【配方】红枣 250 克，白酒 1000 克，白糖 100 克。

【制法】红枣去核浸入白酒，加白糖，1 月后即成。

【服法】每次 1 匙，日服 2 次。

6. 桑葚酒

【主治】贫血，头晕，面色不华，目花。

【配方】鲜桑葚 5000 克，糯米 500 克，酒曲适量。

【制法】糯米煮成熟饭，桑葚洗净晾干榨汁，把酒曲和桑葚汁均匀掺入糯米饭入坛，密封 7 天后即可饮用。

【服法】适量饮用，每日服2次。

7. 人参灵芝酒

【主治】失眠，食欲不佳，冠心病，病后年老体弱。

【配方】大人参1支，灵芝草30克，白酒750毫升。

【制法】人参、灵芝一起浸入白酒中，7天以上即可饮用。

【服法】每次1匙，每日饮1～2次。

8. 山楂酒

【主治】高血压病，高脂血症，肉食类消化不良，产后恶露不尽，痛经等。

【配方】鲜食用山楂500克，米酒1000毫升。

【制法】山楂去梗洗净晾干，浸入米酒中，10天后即可饮用。

【服法】每次1匙，日服2次。

9. 草莓酒

【主治】咽喉肿痛，声音嘶哑，干咳无痰，营养不良，久病体虚，素体羸弱。

【配方】草莓1000克，米酒2000毫升，白糖250克。

【制法】草莓取成熟肉厚汁多者足量，浸入米酒，加糖，封存阴凉处，1月后即可饮服。

【服法】每日适量，饮酒食草莓。

10. 红花酒

【主治】冠心病，心绞痛，痛经，闭经，胸部迸伤刺痛。

【配方】红花 150 克，白酒 1500 毫升，红糖适量。

【制法】红花用纱布包裹和红糖一起浸入白酒中，7 天后即可饮服。

【服法】每次 1 匙，每日 1～2 次。

11. 海马酒

【主治】男子勃起障碍、早泄、性功能低下，女子不孕等症。

【配方】海马 2 对，白酒 500 毫升。

【制法】海马洗净晾干，浸入白酒中，2 周以上即可饮用。

【服法】每次 1 匙，每日 1～2 次。

12. 鹿茸酒

【主治】腰背冷痛，四肢不温，小便清长，男子勃起障碍、遗精、早泄，女子不孕、带下清冷。

【配方】鹿茸 50 克，白酒 500 毫升。

【制法】鹿茸浸入白酒中 7 天后即可饮用。

【服法】日服 1 匙。

13. 参蛤虫草酒

【主治】咳喘病缓解期，神疲纳呆，腰膝酸软，动则气急，容易感冒、出汗。

【配方】人参 1 支，蛤蚧 1 对，冬虫夏草 20 克，白酒 1000 毫升。

【制法】将参、蛤蚧、虫草浸入白酒中浸泡，封存置阴凉处，1月后即可饮用。

【服法】每次10毫升，每早晚各1次。

14. 跌打损伤酒

【主治】跌打损伤、局部刺痛、皮肉青肿等。

【配方】柴胡、赤芍、当归、川芎各30克，五灵脂、续断、桃仁、落得打、苏木、红花各15克，乳香、没药各5克，骨碎补12克，自然铜30克，白酒2500毫升。

【制法】诸药用纱布包裹，入酒浸泡1月即可饮用。

【服法】每次15毫升，每日2次。

15. 五茄皮酒

【主治】风湿骨节疼痛，筋骨酸软无力。

【配方】五茄皮100克，川牛膝50克，全当归50克，白酒1000毫升。

【制法】诸药切断成碎片，用纱布包裹，入酒浸泡，封存于阴凉处，7天后即可饮用。

【服法】每次15毫升，每日2次。

16. 薏米狗脊酒

【主治】风寒湿所致的关节疼痛，以腰以下关节为主。

【配方】薏米100克，狗脊50克，汉防已30克，川、淮牛膝各30克，白酒1000毫升。

【制法】薏米捣碎，其余诸药亦切成碎片，用纱布包裹，入酒浸泡15天。

【服法】每次15毫升，日饮2次。

17. 乌梢蛇酒

【主治】风湿骨节疼痛变形，中风后半身不遂等症。

【配方】乌梢蛇 1000 克，当归、羌活、独活各 50 克，五茄皮 100 克，红花 100 克，威灵仙 50 克，白酒 2500 毫升。

【制法】诸药尽可能切成小碎块，用纱布包裹，入酒浸泡 21 天。

【服法】每次 15 毫升，每日 2 次。

第五篇　喝咖啡

在大脑疲惫、精神不振时，人们往往会想到咖啡，它能对抗疲劳、激发创造力。从长远来看，咖啡因甚至对于预防帕金森综合征和糖尿病有帮助。但与此同时，许多人可能忽视了咖啡的另一面：它会升高你的血压，增加精神上的压力，造成失眠以及上瘾。因此，我们应该学会正确对待咖啡这个“天使与魔鬼的结合体”。

咖啡史话

“咖啡”一词源自希腊语“Kaweh”，意思是“力量与热情”。数千年来，咖啡以一种最沉默温柔，却最无从设防的方式，改变着历史。

传说在公元十世纪前后埃塞俄比亚的山区，流浪牧羊人卡尔迪发现羊群在吃了一种野生灌木果实后，变得比平日活跃喧闹。他好奇地摘下一些品尝，竟也欢喜得想在草原上手舞足蹈。他将自己采摘的果实，分送给修道院的僧侣，帮助他们在漫长的晚祷中保持清醒。关于“神奇果实”的故事，很快随着游牧民族流浪的脚步传播开来。从此，将神奇果实碾碎，与动物油脂混合成硬块，作为提高能量的点心，成为他们一程又一程、寂寞颠簸的游牧生涯中，一种戒不掉的瘾，这种神奇果实即是咖啡果实。甚至，也有人说，这群最早的咖啡族，有着咖啡一般肤色的埃塞俄比亚人，已经懂得用发酵的咖啡果实酿酒。

一般认为，世界上第一杯咖啡，是由阿拉伯人细心熬煮出来的。在十六世纪末，许多欧洲旅行者的口传文献中，叙述了阿拉伯人啜饮一种由黑种子煮成的黑色糖蜜，这说明远在欧洲人之前，阿拉伯人已经知道如何烘烤咖啡，用火的烫痕，烙印芳香。

从第一杯醇香的咖啡开始，历经时光流转，1530 年世界第一家咖啡屋终于在中东的大马士革诞生。

1615 年，咖啡随着云游的威尼斯商人进驻欧洲，法国、意大利人霎时间为之疯狂。他们为它写书、作诗，甚至打仗，犹如维也纳谚语所说："欧洲人挡得住土耳其的弓刀，却挡不住土耳其的咖啡。"他们燃烧战火，只为能喝到一杯好咖啡。

咖啡初抵意大利，许多保守的神职人员称之为"撒旦的杰作"，建议将它逐出。因此，当时的宗教领袖克雷门八世决定亲自品尝，当他从温热的杯中啜下一口魔鬼般的浓黑浆液后，却情不自禁地改口说："让咖啡受洗成为上帝的饮料吧！"

1654 年，威尼斯街头出现欧洲第一家咖啡馆。以后数十年间，释放香气的咖啡屋招牌，纷纷在伦敦、巴黎、维也纳相继挂起，咖啡屋以一种最不招摇张狂的姿态，安安静静地席卷世界。如果咖啡的渊源可以一直上溯到久远的非洲和阿拉伯文化，那么今天人们印象中的咖啡馆，则是一种纯粹的欧洲文化，更准确地说，它甚至还是欧洲近代文明的一个标志。

咖啡的生理作用

现代研究发现，咖啡豆含有糖类、蛋白质、脂肪、烟碱酸、钾、粗纤维、水分等营养成分。此外，咖啡还含有咖啡因、单宁酸、生物碱等有益人体健康的成分。咖啡的作用主要在于激发情趣，解除疲劳，现代研究发现咖啡还具有以下功能。

1. 降低患糖尿病风险

美国明尼苏达大学公共卫生学院的研究人员对2.8万名女性进行了长达11年的跟踪调查后发现，喝不含咖啡因的咖啡可降低患糖尿病的风险。调查结果显示，与不喝咖啡的人相比，每天喝六杯以上无咖啡因咖啡可使患糖尿病风险降低33%，而普通咖啡降低糖尿病患病风险的作用要小得多。

2. 防止放射线伤害

印度科学家研究发现，咖啡能保护实验老鼠免于放射线的伤害，且可能对人类也有同样的功效。印度笆巴原子研究中心研究人员发现，注射了咖啡因的实验老鼠在接受一般足以致死的高剂量放射线后，有70%的老鼠在25天后仍然存活，而未接受注射的老鼠则全部死亡。领导此项研究的卡怡比利乔治表示，这项发现可能也适用于人类，他说："研究的确显示，咖啡因可能有助于防止放射线伤害。"

3. 预防胆结石发生

香喷喷的咖啡是提神醒脑的饮品，而最新研究还发现，每天喝几杯咖啡可预防胆结石。美国医学协会期刊曾经报道，哈佛大学研究人员发现，每天喝两到三杯咖啡的男性，得胆结石的几率比不喝咖啡的人低了40%，而每天喝咖啡达四杯以上的话，得胆结石的几率更降低了45%。不过，无咖啡因的咖啡可就没有这种效果了，只有含咖啡因的咖啡，才能刺激胆囊收缩，并减少胆汁内易形成胆结石的胆固醇。而同样含有咖啡因的茶、可乐等其他饮料，由于咖啡因含量低于咖啡，无法达到同样效果。

4. 抗氧化及护心脏功能

咖啡中所含的多酚类物质，不仅有抗氧化作用，还有保护心血管的功能。全美化学学会的一次食品化学的专题讨论会上提出：有新的科学证据可证明，咖啡含有强力抗氧化物质，有保护心脏血管的功能。主持这项研究的美国宾夕法尼亚州斯克兰顿大学的文森教授发现：咖啡含有高成分的多酚类化合物，也称为黄酮类化合物，这类化合物是强力的抗氧化剂，它能抗氧化及血液的凝结。

5. 预防帕金森氏病

位于美国夏威夷檀香山的退伍军人管理医学中心的科学家在对8000余名男子进行的为期30年的调查中发现，不喝咖啡者患帕金森氏病的危险性比每天喝五杯以上咖啡的人高出5倍。

帕金森氏病是一种神经系统发生病变的老年病，典型症状包括四肢震颤、僵硬、自主活动减少等。研究人员目前对喝咖啡可能降低患帕金森氏病危险的原因尚不清楚。但他们推测说，咖啡中所含的咖啡因，有可能起到防止导致帕金森病的神经细胞受损害的作用。科学家们指出，他们目前得出的结果只是初步性的，还需进一步研究证实。

6. 影响人的情绪

咖啡所含的咖啡因会刺激脑部的中枢神经系统，延长脑部清醒的时间，使思路清晰、敏锐，且注意力较为集中，可提高工作及学习的效率。英国布里斯多大学的史密斯教授发现：喝了一杯咖啡后，人会变得比较机警，也比较能集中注意力。史密斯教授表示，咖啡确实能提神，尤其是当睡眠不足或者失眠，而白天必须集中注意力工作或学习时，喝一杯咖啡会提高机警程度，并会在体内持续作用3～5小时，有长时间的提神效应。进一步实验发现：一般人每天可以吸收300毫克（约三杯煮泡咖啡）的咖啡因，这对人的机警及情绪会有正面的影响。但是咖啡因一旦超过400毫克，则会带来负面的效应，使人情绪变坏、烦躁，可能会去侵犯他人、惹是生非。

7. 咖啡加速脂肪分解

咖啡因能提高人体消耗热量的速率，一项研究发现100毫克的咖啡因（约一杯咖啡），可加速脂肪分解，能使人体的新陈代谢率提高3％～4％，同时增加热能的消耗。适量饮用咖啡有减重效果。

乱喝咖啡的危害

事物总有正反两个方面，咖啡也是这样。前面讲了喝咖啡的好处，其实在一定的情况下，喝咖啡也是对身体有害的。

1. 紧张时添乱

咖啡因有助于提高警觉性、灵敏性、记忆力及注意力。但饮用超过平常所习惯饮用量的咖啡，就有类似食用兴奋剂的后果，会造成神经过敏。对于焦虑失调的人而言，咖啡因会导致手心冒汗、心悸、耳鸣这些症状更加恶化。

2. 加剧高血压

如果本身已有高血压，饮用大量咖啡只会使病情更为严重。咖啡因能使血压上升，若再加上高血压体质，就会产生危险性的相乘效果，因此，高血压的危险人群尤其应避免在工作压力大的时候喝含咖啡因的饮料。有些常年有喝咖啡习惯的高血压患者，以为自身对咖啡因已经有免疫力了，然而事实并非如此。一项研究显示，喝一杯咖啡后，血压升高的时间可长达 12 小时。

3. 诱发骨质疏松

咖啡因本身具有很好的利尿效果，如果长期且大量喝咖啡，容易造成骨质流失，对骨量的保存会有不利的影响，可能会增大骨质疏松的威胁。平时饮食缺乏摄取足够的钙，或是不经常动的人，及更年期后的女性因缺少雌激素而造成钙质流失，以上这些情况再加上大量的咖啡因，有可能对骨质造成威胁。如果能够按照合理的量来享受，还是可以做到不因噎废食的。目前并没有直接证据显示咖啡因会导致骨质疏松症，即便某些研究发现咖啡因会增加钙质排泄，但它并非是造成骨质疏松的高危险因素，钙质的摄取不足才是主要原因，因此仍建议大家应该注意钙质的充分摄取。

另外，喝咖啡过量虽然可能会妨碍胎儿的发育，但未能证实是否会导致早产或婴儿出生体重不足。不过，仍然奉劝孕妇少喝咖啡为妙，因已有足够多的研究指出，咖啡因会降低妇女受孕的机会，增加流产的风险，减缓胎儿的发育。

世界著名咖啡

咖啡是世界饮品，在不同的地方，人们形成了不同的喝咖啡习惯，一些著名的配制咖啡赢得人们的喜爱，这里介绍一些世界著名的咖啡。

1. 摩卡咖啡

摩卡咖啡在小巧的杯中显出浓厚的纽约风味。

配制方法：在杯中加入巧克力糖浆 20 毫升和很浓的深煎炒咖啡，搅拌均匀，加入 1 大匙奶油浮在上面，削一些巧克力末作为装饰，最后再添加一些肉桂棒。

2. 摩卡薄荷咖啡

这是美国人爱好的巧克力薄荷味咖啡，薄荷味调和在摩卡咖啡中，搭配出和谐的味道。在冷奶油上倒上温咖啡，冷奶油浮起，它下面的咖啡是热的，不加搅拌让它们保持各自的不同温度，喝起来很有意思。

配制方法：在杯中依次加入20克巧克力、深煎炒的咖啡、1小匙白薄荷，再加1大匙奶油浮在上面，削上一些巧克力末，最后装饰一片薄荷叶即成。

3. 卡布奇诺

这种咖啡颜色好像意大利修道士戴的头巾，所以定名为卡布奇诺。伴有肉桂棒，再淋上柠檬汁，呈现出复杂的风味。

配制方法：把深煎炒的咖啡预先加热，倒入小咖啡杯里，加2小匙砂糖，再加1大匙奶油浮在上面，淋上柠檬汁或橙汁，用肉桂棒代替小匙插入杯中。

4. 椰汁加奶油块的咖啡

带有椰子芳香味的香味咖啡，椰子的香味很强烈。

配制方法：先在杯中滴上2滴椰子香精，注入深煎炒的咖啡和煮沸的牛奶60毫升，再加1匙奶油浮在上面，撒上一些熟椰子末作为装饰即可。

5. 混合咖啡

将等量的咖啡和牛奶混合在一起，成为维也纳风味的牛奶咖啡。

配制方法：先在杯中加入稍深煎炒的咖啡，将等量的牛奶倒入奶锅，用小火煮沸，起泡前加入奶油，不要等泡沫消失就倒在咖啡上。

6. 那不勒斯风味咖啡

那不勒斯风味咖啡口感很苦，需趁热喝下，多用作早晨咖啡，美国的年轻人更喜欢叫它黎明咖啡。

配制方法：在有把的杯中注入深煎炒咖啡，然后在表面放上一片柠檬即可。

7. 印第安咖啡

印第安咖啡的特色是加入了少量的盐，利用丝丝的咸味来增进甜味，实现甜与咸的完美融合。其对杯子的要求比较多，一般要成对有把的咖啡杯，端起有把的咖啡杯喝这种咖啡，全身都会暖和起来。

配制方法：将牛奶倒入锅里加热，在牛奶沸腾前倒入深煎炒的咖啡和红糖适量，再稍加点盐，充分搅拌。稍加一点盐，会提起牛奶的纯甜味。

8. 土耳其咖啡

土耳其人在喝完咖啡以后，总是要看看咖啡杯底残留咖啡粉的痕迹，从它的模样了解当天的运气。

配制方法：先在奶杯里倒入研细的深煎炒咖啡和肉桂等香料，搅拌均匀，然后倒入锅里，加些水煮沸 3 次，从火上拿下。待粉末沉淀后，将清澈的液体倒入杯中，这时慢慢加入橙汁和蜂蜜即成。

9. 冰冻奶油块咖啡

这里介绍美式饮用方法。

配制方法：在玻璃杯中加入咖啡制成的冰块，倒入加糖煮沸的牛奶，从上面慢慢注入冰冻咖啡，这时牛奶和咖啡分成两层，牛奶泡沫在最上层。撒一些肉桂粉作为装饰。

10. 冰拿铁咖啡

这是一道利用比重原理造成层次变化，以增加视觉效果的咖啡。利用该原理，可使咖啡作出无限的变化，可视个人的创意、喜好、心情来任意组合变化。

配制方法：在玻璃杯中装入五分满的冰块，再倒入糖浆。将鲜奶倒入杯中至七分满，然后搅拌均匀，使糖浆溶于鲜奶中，以增加鲜奶比重。让咖啡沿着汤匙背面徐徐倒入杯中。倒入速度绝不可太快，以免破坏层次感。再加入3大匙奶泡，即形成具有三个层次的冰拿铁咖啡。

11. 俄式咖啡

又叫热的摩加佳巴，是味道浓厚而沉稳的咖啡，可让全身暖和起来。

配制方法：将成块的巧克力放进开水中溶化或加入略浓的可可与蛋黄，再加入少量的牛乳，加热后与深烘焙的咖啡好好搅拌。再将1小匙砂糖放入杯子里，搅拌均匀，然后加1大匙鲜奶油使其浮在上面。完成后再削些巧克力撒在其上。

12. 俄式浓冰咖啡

制作时加上橘子酱与鲜奶精，橘子酱与鲜奶精的微淡甘醇是其特征。

配制方法：注入中度烘焙的热咖啡，再加上自己喜欢的橘子酱与鲜奶精即可。

13. 法国别尔缤咖啡

有浓郁法国别尔缤乡村风味的咖啡，因此而得名。

配制方法：深烘焙的咖啡里加上数滴自己喜欢的酒，即可享受一下咖啡与酒独特的调和滋味。

14. 法利塞亚咖啡

澳大利亚咖啡。有人若早上就想喝酒，到咖啡店就可以叫此咖啡。

配制方法：杯子里放10克砂糖，朗姆酒20毫升，用汤匙搅拌注入深度烘焙咖啡，再加上奶精与数滴酒即可。

15. 法国牛奶咖啡

法国牛奶咖啡中，咖啡与牛奶的比例为1∶1，因此，正统的法国牛奶咖啡冲泡时，应双手同时执牛奶壶与咖啡壶，同时注入咖啡杯中，故需要相当的腕力和技巧。由于法国纬度高、气候冷，故喝这种牛奶咖啡时，一般都选用马克杯一类的杯子，或使用好看的大碗，如此才能在饮用时借由手捧杯而取暖。

配制方法：将咖啡倒入法国牛奶咖啡的专用调制壶内。可选用相对深炒而浓烈的咖啡。将热牛奶倒入另一调制壶，咖啡与牛奶的比例为1∶1。最后同时在杯中倒入咖啡与牛奶。倒入时须注意两只壶的流出量应保持一致。

16. 弗莱明咖啡

此咖啡特色是燃烧柠檬，制作时，白兰地从柠檬皮上燃烧的火焰上滴落，具有高度戏剧化表演特色。朋友聚会时可共享。

配制方法：事先准备好定量的砂糖加入热咖啡中。深杯子中装入白兰地，螺旋状的柠檬皮浸在其中。点火后将它放在杯子上，让柠檬的芳香扩散，白兰地慢慢滴落下来。

17. 皇家咖啡

皇家咖啡的由来，据说是拿破仑远征沙俄时，因遇酷寒冬天，于是命人在咖啡中加入白兰地以取暖，因而发明了这道咖啡。刚冲泡好的皇家咖啡，在舞动的蓝白火焰中，猛然蹿起一股白兰地的芳醇，调动起期待中的味觉。雪白的方糖缓缓化为诱人的焦香甜味，再混合浓浓的咖啡香，一小口一小口品啜着，令人无端幻想坐拥皇宫的雍容喜悦。在咖啡中加入酒品，是咖啡的另一种品尝方法。白兰地与咖啡的调和苦涩中略带甘甜的口味，不仅是男士的最爱，也深受女性欢迎。

配制方法：将咖啡冲泡好后，在杯上放一只勺柄带钩的小匙，然后放一颗方糖于匙内。将白兰地沿着方糖倒入小匙内，使方糖充分浸透白兰地。在方糖上点火，使白兰地徐徐燃烧，让方糖随着火焰慢慢熔化。待酒精完全挥发后，将小匙放入杯内搅拌均匀即成。

喝咖啡的理想时间

咖啡作为时尚与美味的代表，受到了无数时尚人士的青睐。但是，饮用咖啡如果不讲究时间反而会给人的身体造成伤害。

咖啡含有咖啡因，进入体内会促使交感神经兴奋，有提神效果，因而可消除睡意、改善血液循环，身体也感觉暖和起来，不觉得疲劳。但是交感神经受到刺激变得兴奋，对食欲却有负面作用，即食欲会下降。因此在餐前喝咖啡会影响食欲。另外，由于胃部受到刺激而胃液分泌增加，刺激空胃，对胃溃疡等患者不利。这可以说是咖啡的负面作用。但是在餐后饮用，会增加胃液分泌，所以对消化有帮助。因此在餐后饮用咖啡是明智的选择。

另外，有人认为加点牛奶饮用可以缓和其刺激作用，但是少量牛奶不能发挥中和咖啡因的作用，除非是一半牛奶一半咖啡，调成咖啡牛奶或牛奶咖啡，这样或许有点中和效果。譬如早餐时喝的咖啡牛奶，由于牛奶比咖啡多，虽然空胃饮用，仍有缓和胃液的作用。

当然，所谓过犹不及，再好的东西，也要适可而止。否则，不管餐前还是餐后饮用咖啡，过量的咖啡因都会引发心悸亢进（心脏跳得很厉害），甚至带来精神恍惚、走路重心不稳等副作用。

最理想的是吃过饭后再喝咖啡，好处之一是预防过敏症发作。由于过敏系副交感神经兴奋而引起，如果能促使交感神经兴奋，抑制副交感神经，就有助于防止过敏发作。严重的过敏症患者，一些轻微的诱因即可引起身体不适，加上心理上对过敏的恐惧，过敏往往一发不可收拾。因此，建议易过敏人群利用咖啡因的长处，在过敏症、气喘即将要发作时（患者自己感觉得到）赶紧喝杯咖啡，颇有预防作用。这除了咖啡因的兴奋功效外，患者心理上也有“已经喝了咖啡”的安全感，过敏比较不易发作。

温馨提示

原则上，咖啡以一天二至三杯为宜，如喝到四五杯，大部分的人即会感觉到恶心，提醒咖啡族一定要小心。

咖啡冲泡五法

咖啡的冲泡方法不同，会对咖啡的口味产生一定的影响，如果你愿意自制咖啡，可以学习采用以下方法。

1. 土耳其式冲泡法

先把糖和水倒在一个窄颈壶内文火煮沸，然后加入咖啡粉，煮至起泡，熄火搅匀。重复两次后，再加入一茶匙冷开水令咖啡渣沉淀后便可饮用。

2. 滤纸冲泡法

把咖啡粉放在漏斗上的滤纸中，慢慢倒入热水，直至咖啡粉湿透为止，这样可使咖啡粉膨胀成泡沫，以便随后加入的水能吸收咖啡精华。待热水全部流入壶中后，便可饮用。

3. 意大利式冲泡法

先将水及咖啡粉分别放入有上下两壶的咖啡壶之下壶和咖啡隔内。把上下两壶合上，加热直至下壶的水全部蒸发、经过咖啡隔到达上壶为止，便可倒出享用。

4. 虹吸冲泡法

先将咖啡放入漏斗中，再加水入虹吸壶下壶内，然后将漏斗嘴紧套进壶口，并用酒精灯将下壶内水煮沸。当沸水升至漏斗内时，边搅边泡约 4 分钟，然后熄掉酒精灯。待咖啡回流至下壶内，便可倒出品尝。

5. 自动渗滤冲泡法

这是最现代化的简单的冲泡方法。只需将适量的水倒进水壶内，再在渗滤器内加入咖啡粉，然后开启电源即可。

咖啡的正确喝法

光懂得高明的冲泡技巧，而不懂得如何去品尝咖啡，那么，原本的美味也可能变得毫无味道可言。品尝咖啡，有的是要用味觉去感受咖啡，而有的是享受咖啡在口的芳醇，除此之外，还要看喝咖啡时身体的情况、周围的气氛等。总之，品尝咖啡是一件非常微妙的事情。

到差一点的咖啡店喝咖啡时，有时会喝到近乎半冷的咖啡，像这样，不管咖啡豆的品质多好，冲泡技巧如何高明，都会失去喝咖啡的胃口。“趁热喝”是品尝美味咖啡的必要条件，即使是在夏季的暑天也是一样的。咖啡冰凉时，风味会降低，因此冲泡咖啡时，为了不使咖啡的味道受影响，要事先将咖啡杯在开水中泡热。咖啡的适当温度为冲泡时 83℃，倒入杯中时 80℃，而到口中时 61～62℃（冰咖啡另当别论）。

品尝美味咖啡，除了要注重适当的温度外，还要有适当的分量。一满杯的咖啡，会使人失去喝的兴趣。一般应只倒七八分满为适量，分量适中的咖啡不仅会刺激味觉，喝完后也不会有腻的感觉，反而回味无穷。

同时，适量的咖啡能适度地促使身体恢复活力，头脑为之清爽。咖啡的味道有浓淡之分。因此，不能像喝茶或可乐一样，连续喝三四杯，而以正式的咖啡杯的分量为刚好。一般喝咖啡以 80～100 毫升为适量，有时候若想连续喝三四杯，就要将咖啡的浓度冲淡，或加入大量的牛奶，不过仍然要考虑到身体适应的程度来加减咖啡的浓度，也就是不要造成腻或恶心的感觉。而在糖分的调配上也不妨多些变化，使咖啡更具美味。

喝咖啡的讲究

第一步，不管你冲泡好什么口味的咖啡，不要急于张口。坐在桌边，轻轻地搅拌杯里的咖啡，让其浓郁的香味刺激你的嗅觉感官。先喝口清水让味觉回归原始，再轻抿一小口咖啡，闭眼吸鼻，感受到的浓郁绝非一般。

第二步，放入糖，不能太多。目的是调和其苦味，放多了就改变其原味了。喝下一口，对比和纯味的区别，再喝下第二口……每次都有不同的感受。当然要结合身边的环境。

第三步，喝口清水，回归原味，接着品味不同层次的不同感受。

第四步，根据个人喜好可加入适当桂花蜜，浓郁香醇中夹带着甜蜜，绝对是超级享受。

喝咖啡的注意事项

喝咖啡的学问在于煮法与喝法，煮咖啡与喝咖啡的方法前面已作了介绍，这里对其中的注意事项略加说明。

1. 煮咖啡忌时间过长

为了使香味完美呈现，咖啡不宜长时间地沸煮，因为煮沸后部分芳香物质聚集在咖啡表面，形成泡沫，而咖啡香味取决于泡沫的密度，烧开后若继续沸煮，会导致泡沫破坏，使芳香物质随蒸汽跑掉。最好是在咖啡烧好后马上饮用，否则，放凉了其泡沫也会被破坏。

2. 喝咖啡忌浓度过高

有的人为了争取时间，拼命地工作和学习，常借助高浓度的咖啡来刺激大脑神经，以求提神驱困。其实，这样做弊多利少。据研究，人在饮高浓度的咖啡后，体内肾上腺素骤增，以致心跳频率加快，血压明显升高，并出现紧张不安、焦躁、耳鸣及肢体不自主颤抖等异常现象，若长此以往，会影响健康。如果是应考学生或演员、运动员，在进考场、赛场前，喝高浓度的咖啡，则很可能因机体过度兴奋而失败。

假如有心律不齐、心动过速等疾患，饮高浓度咖啡可加重病情。有冠心病、高血压的人，可诱发心绞痛和脑血管意外。因此，饮咖啡忌浓度过高，以每杯咖啡的咖啡因浓度不超过100毫克为宜。

3. 喝咖啡不宜放糖过多

饮咖啡时，适当放点糖可增加咖啡的味道。但是，若放糖过多，则会使人无精打采，甚至使人感到十分疲倦。据分析，导致以上情况的原因主要有两个：一是咖啡进入人体后，其本身会消耗体内的某些矿物质，而这些矿物质在体内碳水化合物转化为葡萄糖的过程中，是不可缺少的；二是饮咖啡时，加糖过多，会反射性地刺激胰脏中的胰岛细胞分泌大量的胰岛素，而过量的胰岛素能降低血液中的葡萄糖含量。一旦血糖过低，就会出现心悸、头晕、肢体软弱无力、嗜睡等低血糖症状。

此外，在饮咖啡时，也不宜过多地吃蛋糕、糖果等高糖食物，否则也会产生上述现象。

4. 喝咖啡忌伴吸烟

研究表明，咖啡因在香烟中的尼古丁等的作用下，很容易使身体中的某些组织发生突变，甚至导致癌细胞的产生。因此，饮咖啡时，一定要摒弃同时吸烟的陋习。

咖啡与美容

对于许多现代人来说，咖啡这浓郁香醇的液体，已是一日不可缺少的伴侣。在几百年的历史中，咖啡除了美味之外，镇痛、醒脑、促进消化的功能也逐渐清晰。人们在对一颗颗小豆豆的研究中发现，咖啡为肌肤带来的神奇功效，绝对不亚于在唇齿间留下的美妙感受。

1. 清脂提速

咖啡因是咖啡的核心成分，虽然在营养学的领域里备受争议，却是热门的纤体护肤品的主要功能性成分，在帮助脂肪细胞的分解过程中扮演着重要的角色。将咖啡因的萃取物加入护肤品配方中，渗透至肌肤深层的有效成分能够刺激脂肪细胞的转化排减，使臃肿的体态得以变得轻盈，现今很多化妆品都添加了咖啡因成分。

2. 把大脑叫醒

喝上一杯咖啡，其中的咖啡因会刺激人体的中枢神经，使人兴奋，人们可以在短时间里从麻木困乏的状态中解脱出来。许多化妆品中添加咖啡因，不仅香味独特，还能在瞬间让使用者振奋精神，驱散疲劳。特别是可以随身携带的化妆品，对于那些无法偷闲冲一杯咖啡的人来说，抹一点唇膏，扑一扑粉蜜，或者只是喷几下补水喷雾，同样可以神清气爽。

3. 黑咖啡瘦身浴

选择咖啡因含量较高的黑咖啡研磨，煮开；用细纱布或丝袜将咖啡渣包起，浸入浴缸，浸泡沐浴；在煮好的咖啡中加入少许浴盐按摩浸泡后的身体肌肤，特别是皮下脂肪堆积严重的腰腹和大腿内侧，经常按摩有瘦身功效。

4. 咖啡熏蒸醒肤

将咖啡做成小茶包，放入面部熏蒸仪器的水槽里，使生成的水雾中含有咖啡因的清香和养分，熏蒸 10 分钟，一天的疲容尽数驱散。无论是加班还是约会，肌肤和头脑都会焕然一新。

不宜喝咖啡的人

咖啡中的咖啡因能对人体产生激发作用，但饮用不当，或对不适饮用的人群也存在一定的危害，以下八种人不宜喝咖啡。

（1）血压、冠心病、动脉硬化患者——长期或大量饮用咖啡，可引起心血管疾病。

（2）老年女性——咖啡会减少钙质、引起骨质疏松。妇女绝经后，每天需要增加 10 倍的钙摄入量。

（3）胃病患者——喝咖啡过量可引起胃病恶化。

（4）肝病患者——一般正常的成年人咖啡因的代谢需要

2 小时，可是肝病患者或是肝功能不全者，咖啡因的代谢可能需 4～5 小时。

（5）孕妇——饮过量咖啡，可导致胎儿畸形或流产。

（6）维生素 B_1 缺乏者——维生素 B_1 可保持神经系统的平衡和稳定，而咖啡对其有破坏作用。

（7）癌症患者——摄入过量的咖啡因对正常人有致癌的危险，癌症患者更须谨慎。

（8）儿童和产妇——由于儿童的神经、肝肾功能尚未健全，对咖啡因的分解能力较弱；产后妇女也不适宜喝咖啡，因为母乳中的咖啡因会对婴儿产生危害。

第六篇　喝饮料

喝水解渴当然是最直接的方式，但单纯喝水口感略显单调，所以一些消暑的饮料，如蔬菜汁、果汁、汽水等，因为口感好又能解渴，深受大家的喜爱。然而，许多人对饮料存在着一些困惑，喝饮料也存在着一些误区。其实，饮料是很广泛的概念，其中包含的学问也是很多的。

饮料的分类

说起饮料大家恐怕都能说出几种常见、常喝的，但是对饮料是如何分类的，各种饮料有什么区别，可能多数人并不清楚。总的来说，饮料分为含酒精饮料和无酒精饮料两大类，无酒精饮料又称软饮料。软饮料的种类十分丰富，大体上可以分成十大类。

一、碳酸饮料类

碳酸饮料俗称汽水，是在一定条件下充入二氧化碳气体的制品，不包括由发酵法自身产生二氧化碳气体的饮料。成品中二氧化碳气体的含量（20℃时体积倍数）不低于2倍，即可称为碳酸饮料，又可以分为以下几种类型：

1. 果味型

以果香型食用香精为主要赋香剂，原果汁含量低于2.5%的碳酸饮料，如橘子汽水、柠檬汽水等。

2. 酸可乐型

含有焦糖色素、可乐香精或类似可乐果和水果香的辛香、果香混合香型的碳酸饮料。

3. 低热量型

以甜味剂全部或部分代替糖类的各型碳酸饮料和苏打水。成品热量低于5千焦/100毫升。

4. 其他型

含有植物提取物、以非果香型的食用香精为赋香剂以及补充人体运动后失去的电解质、能量等的碳酸饮料，如姜汁汽水、沙示汽水、运动汽水等。

二、果汁饮料类

它的定义为用新鲜或冷藏水果为原料，经加工制成的饮料。果汁饮料类也可以细分为果汁、果浆、浓缩果浆、果肉饮料、果汁饮料、果粒果汁饮料、水果饮料浓浆、水果饮料等九种类型，大都采用打浆工艺将水果或水果的可食部分加工制成未发酵但能发酵的浆液，或在浓缩果浆中加入与原果浆浓缩时所失去的天然水分等量的水，制成的具有原水果果肉的色泽、风味和可溶性固体物的制品。

三、蔬菜汁饮料类

它是用新鲜或冷藏蔬菜（包括可食的根、茎、叶、花、果实、食用菌、食用藻类及蕨类）等为原料，经加工制成的制品。蔬菜汁及蔬菜汁饮料类也可以分为蔬菜汁饮料、复合果蔬汁、发酵蔬菜汁饮料、食用菌饮料、藻类饮料、蕨类饮料。

四、含乳饮料类

它包括配制型含乳饮料，即以鲜乳或乳制品为原料，在经乳酸菌类培养发酵制得的乳液中加入水、糖等调制而得的饮料。成品中蛋白质含量高于1.0％（m/V，即质量/体积）的称乳酸菌乳饮料，蛋白质含量低于1％但不低于0.7％的称乳酸菌饮料。

五、植物蛋白饮料类

它的定义为用蛋白质含量较高的植物的果实、种子或核果类、坚果类的果仁等为原料，经加工制成的制品。成品中蛋白质含量不低于0.5%。它包括以下常见的几种：豆乳类饮料、椰子乳（汁）饮料、杏仁乳（露）饮料及其他植物蛋白饮料。

六、瓶装饮用水类

密封于塑料瓶、玻璃瓶或其他容器中，不含任何添加剂，可直接饮用的水，包括饮用天然矿泉水和饮用纯净水等。饮用天然矿泉水指从地下深处自然涌出的或经人工开采的、未受污染的地下水，含有一定量的矿物盐、微量元素或二氧化碳气体。在通常情况下，其化学成分、流量、水温等在天然波动范围内相对稳定，允许添加二氧化碳气体。饮用纯净水指以符合生活饮用水卫生标准的水为水源，采用蒸馏法、电渗析法、离子交换法、反渗透法及其他适当的加工方法，去除水中的矿物质、有机成分、有害物质及微生物等加工制成的水。除此之外还包括其他饮用水类。

七、茶饮料类

用水浸泡茶叶，经抽提、过滤、澄清等工艺制成的茶汤或在茶汤中加入水、糖、酸味剂、食用香精、果汁或植（谷）物抽提液等调制加工而成的制品。它包括茶汤饮料、果汁茶饮料、果味茶饮料及其他茶饮料。

八、固体饮料类

以糖、食品添加剂、果汁或植物抽提物等为原料，加工制成粉末状、颗粒状或块状的制品。成品水分不高于5%。分为果香型固体饮料、蛋白型固体饮料和其他型固体饮料。

九、特殊用途饮料类

特殊用途饮料类是通过调整饮料中天然营养素的成分和含量，以适应某些特殊人群营养需要的制品。这类饮料包括运动饮料、营养素饮料和其他特殊用途饮料。

十、其他饮料类

果味饮料、非果蔬类的植物饮料及其他水饮料都归属于此类。

果汁——营养补充剂

目前普遍把果汁当成解渴的饮料，其实这忽视了果汁的内在价值。优质的果汁和牛奶一样，是人们每日必不可少的营养补充剂。

优质的天然果汁饮料完全能够浓缩水果精华，因为现代先进的果汁加工技术能最大限度保存水果的营养，在加工过程中实现水果营养的零流失。甚至有的水果需要经过加工之后才能最大限度地释放营养，被人体更好地吸收。一杯约220毫升的橘汁含有100毫克维生素C，一个中等大小的橘子只含有75毫克维生素C。

果汁有五大优点：第一，富含各种天然营养物质；第二，帮助人体达到酸碱平衡；第三，对肠胃无刺激；第四，营养吸收迅速、彻底；第五，美容养颜，延缓衰老。

许多水果原汁是我们经常能喝到的，也许我们对其印象只是美味可口而已。其实除了美味，它们还有很多保健作用。

芒果汁：帮助消化，防止晕船呕吐、喉咙疼。

菠萝汁：消肿，帮助消化，舒缓喉咙痛。

橙汁：滋润健胃，强化血管功能，嫩白补水，可预防心脏病、中风、伤风、感冒，缓解瘀伤。

苹果汁：调理肠胃，促进肾机能，美容、护肤，预防高血压。

山楂汁：消食化积，理气散瘀，收敛止泻，杀菌排毒，养颜美容。

草莓汁：润肺，生津止渴，解热消暑，健脾，利尿，抗癌。

柠檬汁：止咳化痰，美白排毒，美肤瘦身。

香蕉汁：增加活力，滋润肺肠，畅通血脉，帮助消化。

葡萄汁：补血，帮助消化，美肤抗衰老。

哈密瓜汁：消暑解躁，生津止渴。

滥饮果汁对儿童的危害

果汁饮料能提供某些营养素和能量，而且饮用果汁饮料也是一种享受，因此可适量饮用。但各种果汁饮料的营养价值并不均衡，如果过量饮用而不吃或少吃其他食物，长期下去将会给人，特别是儿童带来一系列的健康问题。

1. 牙齿

科研人员曾用果汁、茶、牛奶、矿泉水等不同种类的饮料做过一项实验，来比较它们对牙釉质的脱矿作用。研究结果发现，除矿泉水外，其他饮料对牙釉质都具有不同程度的脱矿作用，能导致牙釉质中钙和磷的溶出。其中，以果汁类饮料的钙和磷总溶出量为最高。这是因为果汁类饮料中含有天然果糖、葡萄糖，这些成分会给牙齿带来一定程度的损害，增加患龋齿的危险性。

2. 身体发育

许多家长在孩子1岁以前就开始喂他们果汁等饮料，认为果汁里含有多种维生素和矿物质，何况许多果汁产品还标明含有钙，孩子多喝一点也有利于吸收，对身体没有什么伤害。殊不知，果汁中所提供的蛋白质、纤维素、脂肪、维生素和矿物质的含量其实很有限，对于1岁以下的婴儿，果汁几乎没有什么营养价值。而且，果汁中含有果糖和山梨糖醇等较难代谢的成分，婴儿如果每天过量饮用这些饮料，会引起慢性腹泻。过量饮用果汁会影响婴儿食欲，使其他营养素丰富的食物摄入量下降。甚至一部分儿童还会因过量饮用饮料而导致糖摄入过多，能量摄入超标，从而引起肥胖。

常喝可乐的危害

可乐是人们常喝的饮料，从口感来讲不仅爽口，而且解渴。可乐在刚问世时，因其口感好，产生的气体能把胃里的热量带出来，给人舒适和兴奋的感觉，从而迅速打开了市场。可是，喝习惯后人们就会对碳酸饮料产生一定的依赖性。实际上，可乐没有任何营养价值，而且对人体的危害不少，不宜常喝。

从成分看，可乐含有咖啡因，常喝易上瘾；可乐含有碳酸，喝多了对身体不好，因为人体在弱碱性时状态最佳；可乐不含蛋白质等营养元素，缺乏营养；可乐含有糖，长期饮用会使身体发胖；同时，部分可乐还含防腐剂。这些成分对身体不好，也没有任何营养价值，长期饮用当然会出问题，尤其是对儿童、妇女以及老人的危害更大。

儿童不宜喝可乐，因为可乐中含有咖啡因，1 瓶 340 克的可乐型饮料含有咖啡因 50～80 毫克。有人做过试验，成年人一次口服咖啡因 1 克以上，可以引起中枢神经系统兴奋，出现呼吸加快、心动过速、失眠、眼花、耳鸣等症状。

即使一次服用1克以下，由于胃黏膜受到刺激，也会出现恶心、呕吐、眩晕、心悸、心前区疼痛等中毒症状。小儿对咖啡因较成人更敏感，所以不应给孩子喝可乐型饮料。

少女喝可乐谨防骨质疏松。研究显示，汽水会加速骨质流失，尤其爱喝可乐的少女，骨折的几率是不喝汽水者的5倍！可乐中的磷酸对骨质有害，因为磷酸对钙的新陈代谢和骨质有不利影响。

孕妇不宜喝可乐。因为多数可乐型饮料中含有较高成分的咖啡因，咖啡因在体内很容易通过胎盘进入胎儿体内，会危害胎儿的大脑、心脏等器官，甚至会造成胎儿畸形或先天性疾病。婴儿出生后，哺乳的母亲也不能饮用可乐型饮料，因为咖啡因也能随乳汁间接进入婴儿体内，危害婴儿的健康。

老年人不宜饮可乐。可乐有利尿作用，可使钙的吸收减少一半。老年人经常饮用含咖啡因的饮料，会加剧体内钙质的缺乏，引起骨质疏松，容易骨折。另外，饮含咖啡因的饮料过多，会使血脂升高，容易加剧动脉硬化。高血脂、高血压患者多饮此类饮料，会加速病情的恶化。

温馨提示

对吸烟者来讲，咖啡因在尼古丁的作用下，易使身体某些组织发生突变，甚至导致癌细胞的产生。为避免上述危害，应改变吸烟的同时饮用可乐的习惯。

饮料的正确选购

大家都知道越是天然的就越健康，为了能够保持健康的身体，在选择饮料时你应该遵循的基本原则是：尽量抛弃含有添加剂、食用香精、香料、食用色素的饮料，选择真正接近原生态的饮品。同时，由于饮品市场的复杂性，辨别真假也是选择饮品的要点。

一、碳酸饮料的选择

碳酸饮料，俗称汽水，主要由水、糖、酸味剂、二氧化碳、果汁（或无）等原料构成。具体产品按照成分和加工工艺的不同可分为果味汽水、果汁汽水、可乐汽水和其他汽水四种类型。具体选择方法如下：

1. 易拉罐装

先检查准产证号、保质期及生产日期。如无准产证号则属非法产品，不可选购。若销售时间已接近保质期则不宜多购，以免来不及饮用而超保质期，造成不必要的损失。其次，应检查封口是否严密，有无漏气现象。如果罐身较软则说明已漏气，不可选取。

2. 聚酯瓶装

检查商标、生产日期及漏气方法与易拉罐装汽水相同。由于聚酯瓶是透明的，还可直接观察产品，如色泽暗淡、浑浊、透明度差、有沉淀或分层等现象，则说明产品已变质，不能选购。

3. 玻璃瓶装

除按聚酯瓶装的检查方法判断外，还可观察瓶盖牙口有无外张现象，如牙口外张则易产生漏气。另外，一般所用玻璃瓶系重复使用，如观察发现瓶内有杂质异物，便说明厂家对瓶子所作的清洗处理不够彻底，因而不可选取。

二、茶饮料的选择

饮茶热也带动了茶饮料的火爆销售。冰红茶、茉莉清茶、奶茶、水果茶、龙井绿茶、清凉茶……如此众多的茶饮料，名字五花八门，配料表却差不多。其实，目前在售的茶饮料多数名不副实，有的甚至根本与茶叶不沾边。

如何辨别茶饮料的真伪呢？茶多酚含量被看作判别茶饮料的重要指标。原因是茶多酚只能从茶叶中提取，它能反映饮料中实际茶含量的多少，同时，茶多酚被认为是对人体有益的成分，正是它让茶叶被称为健康饮品。目前，国内市场上规定红茶、乌龙茶、花茶等多数茶饮料的茶多酚含量大于300毫克/千克为达标；绿茶的茶多酚含量要求最高，大于500毫克/千克；碳酸类茶饮料的茶多酚要求大于100毫克/千克。

在选择茶饮料时：一是要看包装，明确有效期，辨别真假；二是要选厂家，选择知名品牌；三要看饮料成分，只有主要成分达标，才是可以选择的饮品。

三、果汁饮料的选择

果汁饮料的选择需要考虑营养、安全和品种三个方面。

1. 果汁营养的选择

判别果汁的营养多寡，一要看其纯度，二要看其水果种类，三要看果肉含量。单一水果的果汁，纯度100%的营养最好。混合果汁具有更高的营养：一种水果一种营养，多种水果多种营养。含有更多果肉的果汁，营养价值也比较高，因为果肉纤维素对人体非常有利。

2. 果汁安全的选择

挑选果汁，安全是第一位的，要在安全基础上讲营养，在营养基础上讲口味。消费者挑选果汁，一般有三种简单的方法：一是看品牌，国内知名大企业的产品，一般都有品质保证；二是看标签，标签上注明不含防腐剂、人工色素，不加糖等的，通常都是比较重视天然品质的品牌；三是比较色泽、香味和口感，品质越好，其色泽和香味越自然，口感越浓郁，而通过香精、糖分调制的果汁，其口感和香气都比较刺鼻。

3. 果汁品种的选择

橙汁是世界上销量最大的饮料之一。早餐饮一杯橙汁，你能得到一整天所需的维生素C。橙汁不透明，含有天然果胶，呈悬浮状。橙汁可促使胃肠道正常工作，果胶还有助于清除随着空气和食品一起进入体内的有害物质。

橘汁含有大量果胶，还有天然矿物质，能增进食欲、改善新陈代谢。

苹果汁和葡萄汁这两种果汁含有大量的天然糖、维生素、微量元素和有机酸，适合体力消耗严重时多喝，可促进新陈代谢，对血管系统和神经系统有好处，还可预防感冒。

菠萝汁香气和美味无可比拟。菠萝汁含有多种芳香物，还含有大量有机酸，特别是柠檬酸，甚至还有特殊的酶——菠萝蛋白酶。这些物质都有助消化。

芒果汁含有丰富的食物纤维和β胡萝卜素，有助新陈代谢和改善视力。其极为丰富的维生素C可以提高机体的免疫力。

桃汁和杏汁这些果汁有很好的预防和治疗心血管病的作用，有助肠道消化。还能预防骨质疏松，在头晕、工作效率低和失眠时喝杏汁，能使人放松，消除紧张感。

香蕉汁适合肾病和心脏病患者多喝。它很饱人，最好在下午喝。

梨汁含有氯原酸，可以预防肾和肝的疾病，能使毛细血管壁的穿透力保持正常。在肠功能紊乱时梨汁可帮助其恢复正常。

葡萄柚汁稍有点苦味，却让人难以忘怀。它含有的葡糖甙具有抗癌作用，此外还能降压，使肝功能恢复正常，强健体魄。由于它含有丰富的维生素C，能预防感冒。

李子汁除了其他果汁所具有的营养外，对习惯性便秘特别有益，可以促进胃肠道的蠕动。

樱桃汁酸甜适口，含有多种维生素和蛋白质，对血管系统和神经系统有好处，也能预防感冒。

总之，每天饮用适量果汁，你会倍感精力充沛，情绪饱满。

四、功能饮料的选择

功能饮料近年来在我国发展势头强劲，但功能饮料并不适合所有人，只适合特定人群。

按照国外市场分类，功能饮料又分为运动饮料、能量饮料、保健饮料三类。事实上，这些功能饮料无外乎在水中分别添加了维生素、牛磺酸、葡萄糖、矿物质、酸味剂、咖啡因等营养成分和非营养成分，商家都精心打造了“抗疲劳”、“抗氧化”、“调节血脂”、“改善免疫功能”等健康概念。因此，消费者在功能饮料的选择上，要有一定理性，以防被商家误导。

功能饮料只适合特定人群。饮用者要理智挑选适合自己的产品。消费者在购买时，一定要看清标签上的配方组成。有些国家为避免误导消费者，要求饮料厂家在包装上注明禁忌人群，比如英国、美国等食品标签上常明确写着：此饮料不适合糖尿病患者、儿童及对咖啡因过敏的人饮用。美国食品药品管理局专家建议，功能饮料的摄入量应该有一定限制，而且有高血压、心脏病的人最好不要饮用。

运动饮料就是碱性饮料，其基本功能就是补水。运动饮料和普通白开水的区别在于，其含有的物质既容易被人体吸收，又能延长水在血管里的停留时间，免得很快以尿液的形式由肾脏排出。另外，运动饮料呈弱碱性，能中和运动后体内产生的酸性物质。

温馨提示

购买运动饮料时注意以下几点：

(1) 包装的体积不要太大。如果一次喝不了，时间长了，饮料会受到污染。

(2) 看糖度。25％左右的糖浓度最容易被人体吸收。

(3) 看饮料里含有哪些矿物质。最好钾、磷、镁都有，矿物质种类丰富，对胃的刺激小。

(4) 选择适当温度的饮料。若马上喝，买常温的；若过一会儿才喝，可买冰镇的。

(5) 查看包装的密封度、生产日期、感官性状等。

喝果汁的误区

如今喝果汁已经成了很多人的爱好，许多儿童对果汁也特别喜爱。与此同时，人们在喝果汁的问题上也产生了许多误区。

1. 误拿果汁当水喝

儿童喜欢果汁的味道，特别是夏天，家长如果不加控制，儿童每天喝过多的果汁后，就会产生食欲减退，甚至出现呕吐、头晕的症状，国外早有对此症状的记载，称之为果汁综合征。儿童摄入过多果汁等含钠低的饮料，可引起低钠血症和脑水肿，也是两岁以下婴儿营养不良和无热惊厥的主要原因之一。

那么儿童每天该喝多少果汁呢？年龄不同，每天果汁的饮用量是不一样的。举例来说，婴儿每天的饮用量在20～40毫升，最好是加水稀释。因为婴儿的消化系统发育还没有完全成熟，喝浓的果汁对消化系统刺激性较强。对学龄前儿童来说，每次的饮用量可以在150毫升左右。至于次数，一天可以饮用1～2次，最好不要超过3次。饮用的最佳时间为饭前半小时。这时饮用果汁可使谷物中铁的吸收率提高3～6倍。

2. 将果汁等同于新鲜果蔬

有的父母认为只要给宝宝喝足够量的果汁，即使宝宝挑食，不肯吃蔬菜，或者宝宝嫌麻烦不吃水果也没关系，果汁可以替代水果和蔬菜，给宝宝提供营养。其实不然，如果不是自榨的果汁，买来的现成果汁中一般都含有添加剂，如色素剂、防腐剂等，不可与新鲜果蔬相提并论。即使是自己动手鲜榨的果汁，由于缺乏必要知识或习惯，固体残渣往往浪费掉了。然而，果蔬汁与水果蔬菜相比，其最大不足恰恰在于它严重缺乏纤维素。食物纤维素作用良多，被称为“第七营养素”，可以促进消化，防止便秘，还可以防止热量过剩，控制肥胖等。因此，与其给宝宝喝果蔬汁，不如让宝宝吃水果蔬菜，以吸收更多纤维素。

3. 将果汁过度加热

不少父母有将水果榨汁加热后再给宝宝饮用的习惯，特别在冬季更是如此。殊不知，榨汁过程会在一定程度上破坏水果中的维生素，而过度加热则加剧了这种对维生素的破坏程度，因此，加热时温度不宜过高，时间不宜过长。专家提示，果汁不宜加热，常温或冷藏后食用更有营养。

4. 喝完果汁不漱口

有的父母在给宝宝喝完果汁后，常常不注意给宝宝清洁口腔，这很容易对宝宝的口腔健康造成不利影响。每次给宝宝喝完果汁后，特别是临睡前，父母应给宝宝喝少许白开水，以帮助宝宝清洁口腔。

小心冷饮危害

冷饮是夏季防暑降温的佳品，但吃冷饮也要注意卫生，否则会影响身体健康。

一、多吃冷饮的危害

一次性食用太多的冷饮，可使胃内温度骤然下降，容易引起胃黏膜血管收缩，胃液分泌减少，甚至发生胃痉挛、胃痛，影响正常进食。同时，还由于胃肠道受冷的刺激，蠕动加快，食物在胃肠中停留时间缩短，影响消化吸收。如果一个夏季天天如此，就会发生营养不良，影响生长发育和健康。

大量食冷饮会使胃液分泌减少，杀菌能力降低，胃肠道受冷饮刺激，血管痉挛收缩，局部缺血缺氧，容易引发腹泻、消化不良、肠炎、痢疾、伤寒等肠道传染病。

冷饮中多含有人工合成色素、香精、糖精及防腐剂等，不仅对人体没有任何营养价值，根本不被人体吸收，而且容易引起多种过敏症、哮喘、喉头水肿、荨麻疹、皮肤瘙痒及神经性头痛、行为紊乱。某些人工色素可作用到神经胶质，影响冲动传导，引起一系列多动症状。实验发现，有一些患荨麻疹及多动症的儿童用什么办法治疗均不见效果，但停止食用添加人工色素的食品没有几天，症状就明显改善甚至痊愈。

二、冷饮危害的预防

为保证健康，各国对应用人工色素、糖精等食品添加剂都作了严格规定，任何婴儿食品都不得使用这些添加剂。但目前市场出售的冷饮多数有色素和糖精等成分，还没有专门为婴幼儿生产的冷饮。故儿童食用冷饮一定不要过量，即使是强壮的青年也要适可而止。

剧烈运动后不能马上吃冷饮；进食冷饮切忌暴饮暴食；吃饭前后半小时内不吃冷饮；不食用无商标的冷饮；不到没有防尘、防蝇、消毒设备的摊贩处购买散装的冷饮；不用公共杯碗喝冷饮；患有胃肠疾病时不宜吃冷饮。

饮料的家庭制作

饮料是人们生活中的调味剂，日常生活中必不可少。除了购买市场上的饮料，也可以动手自制一些饮料，即有趣又放心，这是许多家庭的正确选择。

一、自制清凉饮料

清凉饮料是夏日家庭中的解暑佳品，不妨自己动手做一下。

1. 酸梅汤

【原料】乌梅（中药店有售）100 克，红糖 500 克，糖桂花 25 克（若没有也可不用），清水 1500 毫升。

【制法】先把乌梅用清水洗净，放入 1500 毫升水中，入锅。再加进红糖和糖桂花，煮至水沸，10 分钟后离火。然后用纱布过滤，剔除乌梅及桂花，冷却后即可饮用。

【功效】生津解渴。

2. 西瓜汁

【原料】选择熟透的薄皮好瓜 1 个或几个，适量白糖。

【制法】将西瓜横切开，取瓤，去籽，用洁净纱布绞取汁液，再在汁液中加入适量白糖即可饮用。

【功效】消暑解渴，清火除烦。

3. 扁豆汁

【原料】扁豆50克，食盐1.5克。

【制法】把扁豆洗净，放入锅内，加水500克，用火煮至汁约剩300克时，加入食盐，待盐溶解后晾凉即可饮用。

【功效】消暑止泻。

4. 食盐冬瓜汁

【原料】鲜冬瓜500克，食盐少许。

【制法】将冬瓜削去外皮，用凉开水洗净，捣烂，置消毒纱布中，压挤汁液。在汁液中加少许食盐，即可饮用。

【功效】利湿消肿。

5. 西红柿汁

【原料】西红柿1000克，白糖250克。

【制法】西红柿（带皮）用沸水浸烫1分钟左右，然后投入冷水中，捞出擦干果表余水，剥皮，然后用洁净的纱布绞取汁液，再掺入白糖，即可饮用。

【功效】清凉止渴。

6. 甘草桔梗汁

【原料】生甘草50克，桔梗30克，陈皮15克，白糖200克。

【制法】将陈皮洗净切丝，生甘草、桔梗洗净，加适量水煎煮10分钟，加糖冷却，去渣倒入容器即可饮用。

【功效】利咽开音。

7. 鲜藕凉茶

【原料】鲜藕 75 克，白糖适量，水 750 克。

【制法】将鲜藕洗净，切成片，放入锅内（不要用铁锅，以免藕发黑），按比例倒水，用文火煮。待锅内水煮至原水量的 2/3 时即可，放入适量白糖，晾凉后饮用。

【功效】清凉解暑，健脾开胃。

8. 凉盐茶

【原料】茶叶 2 克，食盐 8 克，开水 3000 克。

【制法】将茶叶、食盐放锅内，用沸水冲泡，凉后随时可以饮用。

【功效】醒脑提神，解暑止渴。

9. 清肠润燥汁

【原料】白菜 250 克，西芹 80 克，番茄 90 克，菠萝 170 克，橙汁 50 毫升。

【制法】①白菜洗净，撕成大片；西芹、番茄洗净；菠萝去皮，切成长条；②将以上材料用榨汁机榨成汁；③加入橙汁调匀即可享用。

【功效】该混合果汁有清肠润燥、清热除湿的功效。对于女士而言，还可令身材变得更加窈窕。

10. 清热解暑汁

【原料】菠萝 200 克，苦瓜 200 克，柠檬汁适量。

【制法】①菠萝去皮，切成长条；苦瓜洗净，去籽及白膜后切成长条；②将以上原料用榨汁机榨成汁；③加入柠檬汁调味，即可饮用。

【功效】该果汁富含维生素B、维生素C，可以消暑降火，美白肌肤。苦瓜加上菠萝，香甜解渴，让你远离酷夏困扰。

11. 菠萝冻饮

【原料】鲜菠萝1000克。

【制法】将菠萝洗净去皮切碎，用纱布袋挤压，使汁流入容器中，再加入800毫升的凉开水搅拌，置于冰箱中冷冻即成。

【功效】清凉解暑。

12. 盐菠萝汁

【原料】菠萝1个，细盐少许，白糖适量。

【制法】将菠萝洗净，削皮。然后将菠萝切碎捣烂挤汁，去渣。取其汁放入食盐和白糖搅匀，再兑适量凉开水，即可饮用。

【功效】清凉止渴。

13. 绿豆汤

【原料】绿豆250克，白糖适量。

【制法】将绿豆洗干净，放入锅内，加水1500毫升，用旺火烧开，再移至文火煮30分钟，放入白糖搅匀，凉后当茶饮。

【功效】清暑去火。

14. 葡萄冻饮

【原料】葡萄1000克。

【制法】将葡萄洗净捣烂，放入锅内加热至71℃左右，然后取出过滤。将存留的葡萄加水再加热作第二次过滤，把两次滤出的汁倒在一起加热，同时加适量糖，边加热边搅拌，煮沸晾凉后，放入冰箱即成。

【功效】清凉止渴。

15. 番茄冻饮

【原料】番茄1000克。

【制法】番茄洗净捣烂，用纱布袋挤汁，在汁内放糖，置小火上随煮随搅，煮沸后晾凉，再加入适量凉开水搅拌，置于冰箱中即可。

【功效】清热解暑。

16. 香蕉牛奶冻饮

【原料】香蕉2只，鲜牛奶1000毫升。

【制法】将香蕉去皮压碎成泥，加入鲜牛奶和适量糖，放入瓶内用力摇匀，放入冰箱冷却即成。

【功效】清凉润肠。

17. 山楂冻饮

【原料】山楂250克。

【制法】将山楂切片洗净，放入容器中，开水冲入盖好，约半小时后过滤取汁，再在山楂汁中加适量凉开水和糖，置于冰箱冷藏即成。

【功效】清凉开胃。

二、自制蜂蜜饮料

蜂蜜有益肺、润肠、养颜等多种功效，将蜂蜜做成饮料喝，确实是爱美女性夏日的最佳选择。

1. 蜂蜜果味汽水

【原料】柠檬酸1克，蜂蜜150克，果汁适量。

【制法】在1千克冷开水中溶入1克食用柠檬酸，150克左右蜂蜜（可由自己的喜甜程度而定），适量果汁（如柑橘、苹果、菠萝等新鲜水果汁），一起搅拌均匀即可饮用。也可冷藏后饮用。

【功效】清凉止渴。

2. 蜂蜜茶叶汽水

【原料】花茶适量，蜂蜜150克，柠檬酸1克。

【制法】用适量花茶泡水，冷却过滤后加入适量蜂蜜，再加一点点柠檬酸，搅拌均匀即成。

【功效】提神解渴。

3. 奶果蜜饮料

【原料】牛奶300毫升，酸奶150毫升，蜂蜜、果汁适量。

【制法】将酸奶、鲜奶、蜂蜜与果汁混匀后即成。

【功效】滋阴润肺。

4. 蜂蜜牛奶棒冰

【原料】蜂蜜200克，奶粉20克，淀粉20克。

【制法】将蜂蜜溶于1千克凉开水中，取奶粉加少许水调匀煮沸，冷却。再取20克淀粉，加适量冷水调成糊状后加热煮沸，待冷却后与上述配料一起搅拌均匀，倒入棒冰模盒后，放进冰箱冷冻即成。

【功效】清凉止渴。

5. 蜜糖银花露

【原料】白蜂蜜50克，金银花50克。

【制法】先将金银花用100毫升清水入锅煎煮10分钟后，放凉去渣。再将蜂蜜冲入溶化即可饮用。

【功效】清热解毒。

三、自制酒饮料

酒饮料在现代家庭中起到调节情调的作用。休闲时，不妨自己配制一些饮用。

1. 黄金岁月鸡尾酒

【原料】菠萝汁15毫升，橙汁15毫升，鸡蛋2个，冰块适量，樱桃2粒。

【制法】水杯、空瓶各备一只。瓶中依次放入几块冰块、菠萝汁和橙汁，取2个生鸡蛋去壳放入瓶内，封盖，双手握瓶上下左右摇晃约1分钟，倒入杯中，然后放入2粒樱桃，取一吸管插上即成。

【特点】色泽鲜艳，味道可口，不含酒精，男女皆宜。

2. 海洋天堂鸡尾酒

【原料】白兰地5毫升，柠檬汁1毫升，薄荷酒30毫升，冰块适量。

【制法】在酒杯中放入几块小冰块，加白兰地酒、柠檬汁、薄荷酒，略加搅拌即成。

【特点】下绿上白，色泽宁静，口味独特，适合夏季饮用。

3. 北国之春鸡尾酒

【原料】伏汁酒 100 毫升，绿茶水 30 毫升，蔬菜汁 20 毫升，柠檬 1 只，冰块适量。

【制法】将伏汁酒（糯米甜酒）用纱布过滤去米渣，取基本透明的酒汁，加入绿茶水、新鲜蔬菜汁，将柠檬切片置入杯中，放冰块 3 块，再将凉开水加至近酒杯口，用长牙签穿红果式圆形红果脯一个，并以绿色果脯片在红果周围穿插出“绿叶红心”横置于杯口上。

【特点】鲜、酸、甜皆备。男女老少皆宜，不醉人；口感凉爽，营养丰富。

4. 斟再斟鸡尾酒

【原料】茅台酒 10 毫升，剑南春 10 毫升，泸州老窖 10 毫升，西凤酒 10 毫升，山西汾酒 10 毫升，五粮液 10 毫升，董酒 10 毫升，郎酒 10 毫升，柠檬 1 只，冰块、橘汁适量。

【制法】将各种酒一并倒入杯中混匀。用柠檬切几个口在陈醋中浸泡后，取其汁与冰块一起放入酒杯，再把橘汁加至满杯欲溢，以橙皮作盖，上插彩色羽毛点缀。

【特点】高雅美观，浓香迷人，但不可贪杯多饮。

5. 自制玫瑰酒

【原料】鲜玫瑰花 10 朵，白糖、白酒、柠檬酸、玫瑰香料各适量。

【制法】①将上午 10 点前采摘的玫瑰花放在容器中冲洗干净，挤去水分，按一份花朵一份白糖的比例混合好放入瓶中腌制 5 天。②将低度白酒倒入腌好的玫瑰花瓶中，酒没过花朵即可，浸泡 3 天后将酒倒出。换同量同品白酒倒入再泡 3 天，届时倒出。将两次浸泡的酒合在一处。③取搪瓷盆一只，加入白酒 1 升，玫瑰香料 1 升稍加搅拌，再加入白糖 300 克、柠檬酸 1 克搅至完全溶解。④将配好的酒分别装入酒瓶密封保存，3 个月后滤去沉淀物即可饮用。

【特点】玫瑰芳香，口感甜润。